Die wichtigsten Diagnosen
in der Nuklearmedizin

Springer-Verlag Berlin Heidelberg GmbH

H.-J. BIERSACK · F. GRÜNWALD (HRSG.)

Die wichtigsten Diagnosen in der Nuklearmedizin

Mit 47 Abbildungen in 79 Einzeldarstellungen

2. Auflage

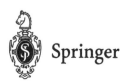 Springer

Prof. Dr. H.-J. Biersack
Rheinische Friedrich-Wilhelms-Universität
Klinik und Poliklinik für Nuklearmedizin
Sigmund-Freud-Str. 25
53127 Bonn

Prof. Dr. F. Grünwald
Universitätsklinikum Frankfurt
Klinik für Nuklearmedizin
Theodor-Stern-Kai 7
60590 Frankfurt am Main

ISBN 978-3-540-43191-6

Die Deutsche Bibliothek – CIP Einheitsaufnahme
Die wichtigsten Diagnosen in der Nuklearmedizin / Hrsg.: H.-J. Biersack ; F. Grünwald. –
2. Aufl. – Berlin ; Heidelberg ; New York ; Barcelona ; Hongkong ; London ; Mailand ; Paris ;
Singapur ; Tokio : Springer, 2002
    ISBN 978-3-540-43191-6   ISBN 978-3-642-55964-8 (eBook)
    DOI 10.1007/978-3-642-55964-8

http://www.springer.de/medizin

© Springer-Verlag Berlin Heidelberg 2002
Ursprünglich erschienen bei Springer-Verlag Berlin Heidelberg New York 2002

Herstellung: Pro Edit GmbH, Heidelberg
Datenkonvertierung: Fotosatz-Service Köhler GmbH, Würzburg
Umschlaggestaltung: Erich Kirchner, Heidelberg

Gedruckt auf säurefreiem Papier   SPIN: 1086555 9   21/3130 ML – 5 4 3 2 1 0

Vorwort zur 2. Auflage

Inzwischen sind knapp fünf Jahre nach Erscheinen der 1. Auflage vergangen. In dieser Zeit wurden verschiedene neue Radiopharmaka entwickelt und Modifikationen von Gammakameras und PET-Geräten sind erfolgt. Diese haben teilweise auch Bedeutung für die tägliche Praxis gewonnen, sodass zumindest in Teilbereichen eine Überarbeitung des Kompendiums angezeigt war.

Neben mehr oder weniger umfangreichen Lehrbüchern in englischer und deutscher Sprache wurden in den letzten Jahren im deutschsprachigen Raum wieder kürzer gefasste Kompendien neu herausgegeben oder überarbeitet. Dieses Buch soll jedoch eine Lücke zwischen den großen und kleinen Lehrbüchern schließen, indem ein kurz gefasster Leitfaden für die tägliche Praxis herausgegeben wird.

Sicherlich wird jeder Arzt in der Weiterbildung auf umfangreichere Lehrbücher zurückgreifen müssen, um sein fachspezifisches Wissen zu vergrößern. Gerade die rasche Entwicklung in der Nuklearmedizin macht es jedoch nötig, dem zuweisenden Arzt oder dem Studenten ein Kompendium an die Hand zu geben, mit dem er sich schnell mit den Prinzipien und diagnostischen Möglichkeiten der Nuklearmedizin vertraut machen kann. Da die Nuklearmedizin ebenso wie die Radiologie ein Querschnittfach ist, erscheint es wünschenswert, Kollegen aller Disziplinen über unser Fach zu informieren. Leider lassen sich tägliche nuklearmedizinische Konferenzen mit den Klinikern selten realisieren. Da auch der Student im Rahmen seiner klinischen Ausbildung nur wenige Stunden über Nuklearmedizin informiert wird und zudem die Diversifizierung der Medizin die Ausbildung zunehmend erschwert, müssen die klinischen Grundlagen der Nuklearmedizin in schriftlicher Form vermittelt werden.

Diesem Zweck soll das vorliegende, überarbeitete Buch dienen, wobei der Einfachheit halber die verschiedenen Gebiete der Medizin in alphabetischer Kapitelreihenfolge abgehandelt werden. Die für die Kinderheilkunde bedeutsamen Verfahren sind einzelnen Kapiteln, insbesondere Urologie/Nephrologie und Orthopädie zu entnehmen.

Wir hoffen, dass sowohl Studenten als auch Assistenzärzte anderer Disziplinen in angemessenem Umfang von diesem Buch Gebrauch machen, damit später im klinischen Alltag die Diskussion erleichtert wird.

Abschließend möchten wir uns noch bei allen Rezensenten der 1. Auflage bedanken. Ihre Anmerkungen sind ganz überwiegend in diese Auflage eingeflossen.

H.-J. Biersack
F. Grünwald

Inhaltsverzeichnis

Autorenverzeichnis

Bender, H., PD Dr.
Radiologische Praxengemeinschaft, Bergstr. 7 – 9, 42105 Wuppertal

Berner, U., Dr.
Klinik für Nuklearmedizin, Universitätsklinikum Frankfurt,
Theodor-Stern-Kai 7, 60590 Frankfurt am Main

Biersack, H.-J., Prof. Dr.
Klinik und Poliklinik für Nuklearmedizin,
Universitätsklinikum Bonn, Sigmund-Freud-Str. 25, 53127 Bonn

Bultmann, T., Dr.
Praxis für Radiologie und Nuklearmedizin
Klingerstr. 12, 51143 Köln

Diehl, M., Dr.
Klinik für Nuklearmedizin, Universitätsklinikum Frankfurt,
Theodor-Stern-Kai 7, 60590 Frankfurt am Main

Döbert, N., Dr.
Klinik für Nuklearmedizin, Universitätsklinikum Frankfurt,
Theodor-Stern-Kai 7, 60590 Frankfurt am Main

Graichen, S., Dr.
Klinik für Nuklearmedizin, Universitätsklinikum Frankfurt,
Theodor-Stern-Kai 7, 60590 Frankfurt am Main

Grünwald, F., Prof. Dr.
Klinik für Nuklearmedizin, Universitätsklinikum Frankfurt,
Theodor-Stern-Kai 7, 60590 Frankfurt am Main

Hamad, K., Dr.
Gemeinschaftspraxis für Radiologie und Nuklearmedizin,
Nogenter Platz 3, 53721 Siegburg

Hamscho, N., Dr.
Klinik für Nuklearmedizin, Universitätsklinikum Frankfurt,
Theodor-Stern-Kai 7, 60590 Frankfurt am Main

Klemm, E., PD Dr.
Klinik und Poliklinik für Nuklearmedizin,
Universitätsklinikum Bonn, Sigmund-Freud-Str. 25, 53127 Bonn

Knopp, R., Prof. Dr.
Klinik und Poliklinik für Nuklearmedizin,
Universitätsklinikum Bonn, Sigmund-Freud-Str. 25, 53127 Bonn

von Mallek, D., Dr.
Klinik und Poliklinik für Nuklearmedizin,
Universitätsklinikum Bonn, Sigmund-Freud-Str. 25, 53127 Bonn

Menzel, C., PD Dr.
Klinik für Nuklearmedizin, Universitätsklinikum Frankfurt,
Theodor-Stern-Kai 7, 60590 Frankfurt am Main

Palmedo, H., PD Dr.
Klinik und Poliklinik für Nuklearmedizin,
Universitätsklinikum Bonn, Sigmund-Freud-Str. 25, 53127 Bonn

Reinhardt, M., PD Dr.
Klinik und Poliklinik für Nuklearmedizin,
Universitätsklinikum Bonn, Sigmund-Freud-Str. 25, 53127 Bonn

Risse, J. H., Dr.
Gemeinschaftspraxis, Von-Stauffenberg-Str. 9, 53604 Bad Honnef

Schomburg, A., Dr.
Praxis für Radiologie und Nuklearmedizin
Kaiserwertherstr. 89, 40476 Düsseldorf

Willkomm, P., Dr.
Praxis für Radiologie und Nuklearmedizin
Wilhelmstr. 60 – 62, 53721 Siegburg

EINFÜHRUNG

H.-J. Biersack, F. Grünwald

Die Nuklearmedizin dient der bildhaften Darstellung von Organfunktion und -durchblutung. Die entsprechenden Radiopharmaka werden z. B. intravenös, oral, per inhalationem und auch intrathekal appliziert. In der überwiegenden Zahl der Fälle erfolgt die Injektion intravenös. Über Durchblutung und Funktion erreicht das Radiopharmakon das Zielorgan, wird hier selektiv angereichert und entweder verstoffwechselt oder ausgeschieden.

Die Sequenzszintigraphie gestattet die Aufzeichnung von Organfunktions- oder Perfusionskurven. Bei der statischen Szintigraphie werden planare Szintigramme in mehreren Projektionsebenen aufgenommen, die eine Darstellung der regionalen Organfunktionen ermöglichen. Die Single-Photon-Emissionscomputertomographie (SPECT) dient der tomographischen Organdarstellung inklusive 3 D-Rekonstruktionen. Mittels nuklearmedizinischer Verfahren ist daher eine Gewebecharakterisierung morphologisch (CT, MRT, Röntgen, Sonographie) nachgewiesener Läsionen möglich.

Radiologie und Nuklearmedizin ergänzen sich, indem beispielsweise mittels Ganzkörperknochenszintigraphie Läsionen erfasst werden, die dann mit Röntgenaufnahmen zu spezifizieren sind. Umgekehrt ist eine Differenzialdiagnose von durch CT und Sonographie nachgewiesenen Raumforderungen der Leber über die Blutpoolszintigraphie (Hämangiom) und die Leberfunktionsszintigraphie (FNH) möglich. Im Folgenden sind die Prinzipien szintigraphischer Diagnostik zusammengestellt.

Perfusion
- Lunge (Mikroembolisation von 20 – 40 µ großen Tc-Makroalbuminaggregaten)

- Myokard (Kalium-Natrium-Pumpe: Applikation des Kaliumana-logons [201]Tl-201 oder Tc-markierter Kationenkomplexe wie MIBI und Tetrofosmin)
- Gehirn (instabile, lipophile Tc-Komplexe, die nach Passage der Blut-Hirn-Schranke hydrophil und damit retiniert werden)
- Niere (Auswertung der Boluskinetik nach i. v.-Injektion „inerten" Tc-Pertechnetats)
- Leber (doppelgipfelige – arteriell, portal – Radioaktivitätskurve nach i. v.-Bolusjektion von „inertem" Tc-Pertechnetat)

„Organspezifischer" Metabolismus
- Knochenstoffwechsel (metabolische Aufnahme von Tc-markier-ten Poly- oder Diphosphonaten)
- Leber (gallengängige Substanzen wie HIDA werden zunächst in den Hepatozyten angereichert und dann mit der Galle ausge-schieden)
- Nebenniere (Applikation von Precursors, die in Nebennieren-rinde oder -mark angereichert werden)

Inhalation
- Lunge (Inhalation von radioaktiven Edelgasen bzw. Pseudogasen = Technegas)
- Lunge (Messung der mukoziliaren Clearance nach Inhalation von Mikropartikeln)

Selektive Organteilfunktion
- Niere (Messung der tubulären Sekretion und der glomerulären Filtration)
- Leber (hepatobiliäre Exkretion, s. oben)

Motilität
- Ösophagus (10 s-Clearance von oral applizierten Tracern)
- Magen (Halbwertszeit der Entleerung von festen und flüssigen Radiopharmaka)
- Darm (intestinaler Transit von oral zugeführten Radiopharmaka)

Rezeptoren
- Neurorezeptoren (D 2-Rezeptoren, Benzodiazepinrezeptoren, Opiatrezeptoren, Serotoninrezeptoren, muskarinerge Rezeptoren)
- Somatostatinrezeptoren (in gut- und bösartigen Tumoren)

Ionen-Trapping
- Schilddrüse („Jodfalle der Thyreozyten")
- Belegzellen (Magenschleimhautszintigraphie)

Glukosestoffwechsel
- Gehirn (zerebraler Glukosemetabolismus)
- Tumoren (erhöhter Glukosemetabolismus von malignen Tumoren)
- Herz (erhaltener Glukosemetabolismus bei vitalem Myokard)

Blutvolumen
- Blutpoolszintigraphie des Herzens (Messung der diastolischen und systolischen Änderung des intrakardialen Blutpools)
- Hämangiome (Pooling der Erythrozyten in Hämangiomen)
- Blutvolumenbestimmungen in der Hämatologie

O_2-Metabolismus
- O_2-Aufnahme und Extraktion des Gehirns
- O_2-Aufnahme und Extraktion des Herzens

Resorption
- Kalziumresorption
- Fettresorption
- Vitamin B_{12} (Schilling-Test)

Die hier dargelegten Anreicherungsmechanismen zeigen, dass vielfältige Organfunktionen mit Hilfe nuklearmedizinischer Verfahren qualitativ und quantitativ zu erfassen sind. Sie erlauben in der Regel den Nachweis funktioneller Defekte, bevor es zu irreparablen Schäden (Nekrose) kommt (Eisbergprinzip). Die klinische Bedeutung der Verfahren wird in den folgenden Kapiteln dargelegt.

GRUNDLAGEN DER GEBRÄUCHLICHEN SZINTIGRAPHIEMODALITÄTEN

R. Knopp

Ziel aller Szintigraphieverfahren ist die bildliche Darstellung der räumlichen Verteilung γ-strahlender Nuklide, die als Tracer in den Körper der Patienten eingebracht werden, wobei zeitliche Änderungen der Verteilung als Ausdruck der Kinetik der verwendeten Tracer durch sequentielle Szintigrammaufnahmen mit geeigneter Bildfrequenz erfasst werden.

Das Prinzip der verwendeten Strahlendetektoren beruht auf der Messung lokaler Lichtemissionen (Szintillationen) in lumineszierenden Substanzen (Szintillatoren) infolge Anregung durch energiereiche Teilchen. Bei den heute in der nuklearmedizinischen Diagnostik üblichen Detektoren werden als Szintillatoren meist NaJ-Kristalle mit Thalliumdotierung, teilweise auch BGO-($Bi_4Ge_3O_{12}$-) bzw. BSO-($Bi_4Si_3O_{12}$-)Kristalle benutzt [1].

Gammakamera

Die Gammakamera ist seit ihrer Einführung zu Beginn der 60er-Jahre schnell zum wichtigsten Messinstrument in der Nuklearmedizin geworden. Ein scheibenförmiger NaJ-Kristall als Szintillator (kreisrund oder rechteckig, ca. 10 mm dick), der auf einer Seite dicht bestückt ist mit Photomultipliern (Sekundärelektronenvervielfacher), bildet den Detektor (Abb. 1). Eine nachgeschaltete Elektronik in analoger oder digitaler Technik ist in der Lage, die geometrische Ortung der Lichtemission im Kristall, Energieselektion, Korrekturmechanismen zur Verbesserung von Linearität und Multiplierverstärkung durchzuführen. Auf der dem zu messenden Objekt zugewandten Seite des Detektors ist ein Kollimator (meist Parallellochkollimator) angebracht, der dafür sorgt, dass nur mehr oder

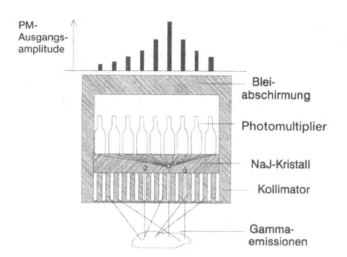

Abb. 1. Aufbau des Gammadetektors (Schema)

weniger senkrecht auf die Kollimatoroberfläche auftreffende Gammastrahlung den Kristall erreichen kann. Dadurch wird eine parallele Projektion der dreidimensionalen Aktivitätsverteilung innerhalb des Patienten in die zweidimensionale Kristallebene durchgeführt. Eine Differenzierung in Abhängigkeit vom Quellen-Kollimator-Abstand findet nicht statt. Form, Länge und Durchmesser der Kollimatorbohrungen bestimmen die geometrische Auflösung.

Der gesamte Detektor ist umgeben mit einem dicken Bleigehäuse zur Abschirmung gegen ungewollte Umgebungseinstrahlung (Streustrahlung). Der wegen der Abschirmung und des Bleikollimators sehr schwere Detektor der Gammakamera ist an einem Stativ aufgehängt und kann mit dessen Hilfe in beliebiger Position über dem Patienten angeordnet werden. Außerdem gehört zur Gammakamera noch eine Bedieneinheit und ein Dokumentationssystem. Die Funktion der letztgenannten Komponenten wird in der Regel von einem angeschlossenen Computer mit geeigneter Szintigraphie-Software und Bildausgabemedium wahrgenommen.

Beim Einsatz der Gammakamera sind einige wesentliche Kenngrößen und Leistungsmerkmale zu beachten und einer ständigen Kontrolle zu unterziehen, wenn optimale Ergebnisse erzielt werden sollen [2]. Es sind dies: Sichtfeld, Energiebereich, Energie-auflösung, Ortsauflösung, zeitliche Auflösung, Linearität, Homo-genität, Ausbeute, Abbildungsmaßstab. Im Zusammenhang mit der Datenverarbeitung im Computer kommen noch hinzu: Matrixgröße, Pixelgröße, geometrische Orientierung und Ausgabe-maßstab.

Homogenität

Einer der wichtigsten Qualitätsfaktoren einer Gammakamera ist die Homogenität, weil er einen sehr großen Einfluss auf die Bild-qualität hat und entscheidend bei der Frage ist, ob eine Kamera für die Emissionstomographie mit rotierendem Detektor geeignet ist oder nicht. Unter Homogenität einer Gammakamera versteht man die Eigenschaft des Detektors, an jeder Stelle des Sichtfeldes die gleiche Ausbeute zu haben, wenn in den Detektor ein Strahlen-feld homogener Intensitäts- und Energieverteilung einstrahlt. Diese Eigenschaft haben Kameras jedoch nur bis zu einem gewissen Grad. Die Ursachen für die vorhandenen Inhomogenitäten können vielfältig sein.

Als Maß für die Homogenität berechnet man Intensitätsunter-schiede, die kleinen Teilflächen bestimmter Dimension (z. B. Pixel) einer Homogenitätsaufnahme zugeordnet sind.

Im Rahmen der üblichen Qualitätskontrolle von Gamma-kameras, bei der die Homogenität wegen ihrer Bedeutung regelmäßig zu bestimmen ist, muss ein vergleichsweise hoher ex-perimenteller Aufwand zur Herstellung des homogenen Strahlen-feldes in Kauf genommen werden, sofern die Systemhomogenität unter ähnlichen Bedingungen, wie sie bei den tatsächlichen Pa-tientenuntersuchungen vorliegen, bestimmt werden soll (Nuklid, Streustrahlung). Die wegen ihrer Einfachheit beliebte Methode zur Herstellung des homogenen Strahlenfeldes – Punktquelle in großem Abstand (ca. 3 m) unter Weglassen des Kollimators – liefert nur die inhärente Homogenität und entspricht bezüglich der spek-tralen Energieverteilung nicht den Verhältnissen bei der Patienten-messung.

Linearität

Unter Linearität bzw. Nichtlinearität einer Gammakamera versteht man die Abweichung des Szintigramms einer geraden Linienquelle von einer geraden Linie. Üblich ist nur die Bestimmung der inhärenten Linearität (Detektor ohne Kollimator). Große Bedeutung hat die Nichtlinearität bei Mehrkopf-SPECT-Systemen, weil bei der Zusammenfassung der einzelnen Messkopfdaten die Nichtlinearität zur Bildung von Artefakten führen kann.

Ortsauflösung

Wie bei allen bildgebenden Systemen ist auch bei der Gammakamera die Ortsauflösung von entscheidender Bedeutung für die Anwendbarkeit des Systems. Sie wird vor allem von den Abbildungseigenschaften des Kollimators, die sich zudem mit dem Abstand zum Messobjekt ändern, bestimmt. Die Ortsauflösung wird charakterisiert durch die Linienbildfunktion und daraus abgeleitete Werte. Sie entsteht, wenn man ein Profil durch das Bild einer Linienquelle – senkrecht zur Achse der Linienquelle – legt. Unter optimalen Bedingungen erhält man so eine Gauß'sche Glockenkurve. Je schmaler bzw. spitzer diese Kurve ist, um so besser ist die Ortsauflösung und um so „schärfer" vermag das System abzubilden. Ein häufig benutzter Parameter zu Kennzeichnung der Ortsauflösung ist die ganze Breite der Kurve in halber Höhe des Maximums (FWHM).

Energieauflösung

Je besser die Energieauflösung einer Gammakamera, um so besser kann die Streustrahlung eliminiert werden, ohne Einschränkung der Ausbeute an Primärstrahlung. Das übliche Maß für die Energieauflösung ist die Halbwertsbreite des betreffenden Peaks im gemessenen γ-Spektrum.

Zeitauflösung

Die Zeitauflösung wird durch die Impulsratencharakteristik (Verlauf der Ausbeute in Abhängigkeit der Strahlungsintensität) beschrieben. Bei hohen Intensitätswerten kommt es zunehmend zu Zählverlusten, und zwar abhängig von den jeweils vorliegenden Versuchsbedingungen. Generell werden bei Punktquellen mit geringem Streustrahlenanteil geringere Zählverluste gemessen als bei Flächenquellen mit hohem Streustrahlenanteil. Messungen der Zeitauflösung bedingen daher standardisierte Versuchsbedingungen (DIN 60789 bzw. IEC 789).

Sichtfeld

Das Sichtfeld der Kamera – als „large field of view" (LFOV), auch „useful field of view" bezeichnet – ergibt sich aus der Größe des Kristalls und der Wirkungsweise des Kollimators. Alle Angaben über Spezifikationen der Kamera sollten sich auf das nutzbare Sichtfeld beziehen. Wenn teilweise Angaben über eingeschränkte Sichtfelder, z.B. „zentrales Sichtfeld", gemacht werden, so ist dies nur irreführend. Von seiten der KBV wurden inzwischen Mindestanforderungen an das Kamerasichtfeld für die Untersuchung verschiedener Organe aufgestellt (z.B. Schilddrüse: 300 cm², Hirn bzw. Herz: 600 cm², andere Organe: mindestens 1200 cm²).

Energiebereich

Der Energiebereich wird im Wesentlichen durch die Dimensionierung der Kollimatoren und der Detektorabschirmung bestimmt. Es sind 2 Bereiche von Interesse: ein Niederenergiebereich (bis etwa 200 keV γ-Energie) sowie ein Mittelenergiebereich (bis etwa 400 keV γ-Energie).

Ausbeute

Die Ausbeute hängt ab vom Aufbau des Kollimators und der Dicke des Szintillatorkristalls. Mit zunehmender Dicke steigt zwar die

Ausbeute, es verringert sich jedoch die inhärente Ortsauflösung. Mit Rücksicht auf die Ausbeute beträgt die minimal zulässige Kristalldicke für Mittelenergiekameras ca. 9,5 mm.

Bildmatrix

Bei der Computerverarbeitung der Kamerainformation werden die Szintigramme in Form von zweidimensionalen Bildmatrizen gespeichert. Die Matrixelemente, genannt Pixel („picture elements"), bilden die kleinste Einheit einer Bildmatrix. Der Pixelinhalt ist der gemessene Intensitätswert (Impulszahl) an der Stelle des Szintigramms, welche der Position des Pixels in der Matrix entspricht. Die Pixelgröße ist die Fläche in Millimeter, welche durch das Pixel im Objekt repräsentiert wird. Bei tomographischen Schichtbildern, die man zu dreidimensionalen Bildmatrizen zusammenfassen kann, bezeichnet man die Matrixelemente als Voxel oder auch Trixel („three-dimensional picture elements").

Sequenzszintigraphie

In Verbindung mit schnellen Computersystemen und geeigneter Szintigraphie-Software können mit Hilfe des Gammakamera-Computersystems in schneller Folge Einzelszintigramme erfasst, digital gespeichert und später quantitativ ausgewertet werden [3]. Bildfrequenzen bis 100 und mehr Aufnahmen pro Sekunde sind möglich. Anliegen der Sequenzszintigraphie ist die Erfassung schneller Änderungen der Tracerverteilung im Körper des Patienten (z.B. Untersuchung der Tracerkinetik, der Funktion, Perfusion etc.). Die üblichen, teilweise organspezifischen Auswerteverfahren beruhen mehr oder weniger alle auf der Festlegung von *regions of interest* (ROI), welche repräsentative Bereiche im Körper markieren sollen, und der anschließenden Berechnung des Zeitaktivitätsverlaufs in diesen Bereichen. Die Zeitaktivitätsverläufe können dargestellt werden und der weiterführenden Auswertung (z.B. Berechnung von diagnostisch relevanten Funktionsparametern) zugrunde liegen.

Die wichtigsten Komponenten eines typischen Gammakamera-Computersystems sind neben der Kamera und dem Rechner selbst: ein Bildschirm zur interaktiven Bedienung der Auswerte-software, ein Plattenspeicher mit möglichst hoher Speicherkapazität sowie eine Dokumentationseinheit (Farbdrucker oder Röntgenbild-ausgabe) zur Dokumentation der Szintigramme und Auswertungs-ergebnisse [4]. Bei modernen Anlagen dieser Art scheinen sich derzeit Workstations auf UNIX-Ebene mit X-Windows-Oberfläche durchzusetzen.

Emissionscomputertomographie

Bei der Emissionscomputertomographie (ECT) muss zwischen der Messung einzelner γ-Quanten und der Messung der zwei γ-Ver-nichtungsquanten des Positronenzerfalls in Koinzidenz unter-schieden werden. Das erst genannte Verfahren wird allgemein als SPECT (Single-Photon-Emissionscomputertomographie) bezeich-net, während das zweite Verfahren PET (Positronenemissionstomo-graphie) genannt wird.

Die ersten Forschungsaktivitäten zur Entwicklung eines Emis-sionstomographen liegen bereits 37 Jahre zurück. Es hat jedoch ca. 18 Jahre Entwicklungszeit gedauert, bis zum ersten Mal eine um den Patienten rotierende Gammakamera zur Tomographie eingesetzt wurde. Vorher waren die Anstrengungen auf dem Gebiet der PET und an Systemen mit ringförmigen Detektoren wesentlich größer. Heute haben sich ohne Zweifel die rotierende Gammakamera bei den SPECT-Systemen und die ringförmige Detektoranordnung bei der PET allgemein durchgesetzt.

Während bei der planaren Kameraszintigraphie immer eine Projektion des dreidimenionalen Objekts in ein zweidimensionales Bild erfolgt, wird bei der Tomographie eine mehr oder weniger dünne Objektschicht durch ein zweidimensionales Bild dargestellt. Dabei ist man selbstverständlich bemüht, das Objekt in möglichst viele dünne, benachbarte, parallele Schichten zu zerlegen, was vor allem bei der PET mit einem hohen Aufwand verbunden ist.

Prinzip

Das Prinzip der Tomographie ergibt sich aus Abb. 2. Ein kollimier-ter Strahlendetektor misst in einer dünnen Schicht des dreidimen-

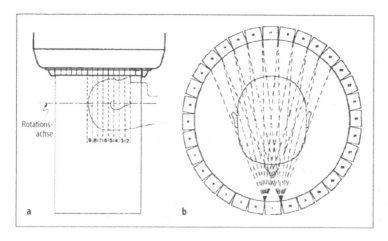

Abb. 2a, b. Erfassung eindimensionaler Projektionen; a parallele Geometrie (SPECT), b Fächergeometrie (PET). (Nach Jordan [1])

sionalen Objekts unter verschiedenen Winkeln die eindimensionale Projektion durch die gesamte Schicht. Bei der SPECT mit rotierender Gammakamera erhält man Parallelprojektionen, wobei zahlreiche Schichten simultan gemessen werden können. Bei der PET wird die Kollimierung elektronisch mittels der Koinzidenzmessung erzielt, und an Stelle paralleler Projektionen werden wegen der ringförmigen Detektoranordnung Projektionen in Fächergeometrie erfasst. Zur simultanen Erfassung mehrer Schichten müssen hierbei mehrere Detektorringe vorgesehen werden.

Durch Projektion aller gemessenen eindimensionalen Projektionen im zugehörigen Winkel in eine Bildmatrix erhält man eine Rückprojektion der Objektschicht als zweidimensionales Bild. Am Ort der Aktivitätsanreicherung erhält man eine hohe Informationsdichte, an anderen Stellen des Bildes dagegen eine „Verschmierung" der Information. Durch Anwendung spezieller Algorithmen und Filterverfahren wird bei der Computertomographie erreicht, dass diese Verschmierung und andere Artefakte weitgehend eliminiert werden.

SPECT

Die SPECT wird heute überwiegend mit Hilfe rotierender Gamma-kameras mit einem oder mehreren Detektoren durchgeführt, wobei die Rotationsachse mit der Körperlängsachse zusammenfällt. Moderne Systeme sind in der Lage, den oder die Detektoren außer auf Kreisbahnen auch auf Bahnen, die der Körperkontur angepasst sind, zu bewegen. Letzteres dient dazu, den Detektorabstand zum Patienten während der gesamten Rotation zu optimieren und dadurch eine höhere Ortsauflösung zu erzielen. Da die einzelnen Projektionen nacheinander im Verlauf der Rotation gewonnen werden, ist eine zeitlich konstante Aktivitätsverteilung im Patienten während der gesamten Datenakquisition Voraussetzung.

Die SPECT ist ein Verfahren, welches nur bei ständiger Qualitätskontrolle aller relevanten Systemparameter gute Ergebnisse liefert [5]. Besonders hohe Ansprüche sind an die Detektorhomogenität, die Linearität und die Kontrolle des Rotationszentrums zu stellen.

PET

Die PET beruht auf der Koinzidenzmessung der beiden 511 keV-γ-Quanten, die beim Zerfall des Positrons in entgegengesetzter Richtung emittiert werden. Die beiden entgegengesetzt emittierten γ-Quanten legen den Projektionswinkel als Verbindungslinie zwischen den beiden Detektoren fest, die gleichzeitig ein γ-Quant detektiert haben. Die ringförmig angeordneten Detektoren bestehen aus einer großen Anzahl sehr kleiner Einzelkristalle. Wegen der Kleinheit kann man nicht jedem Kristall einen eigenen Photomultiplier zuordnen, vielmehr werden Blockdetektoren benutzt, die z.B. aus 8×8 Kristallen, denen jeweils 4 Photomultiplier zugeordnet sind, bestehen. 64 solcher Blockdetektoren können dann zu einem Ring von ca. 1 m Durchmesser zusammengesetzt werden. Man erhält 8 parallele Ringe mit je 512 Kristallen. Das axiale Sichtfeld beträgt bei einem derartig aufgebauten Tomographen ca. 5–6 cm. Durch Hinzufügen eines weiteren Ringes von Blockdetektoren lässt sich das Sichtfeld entsprechend vergrößern.

Der Wunsch einer quantitativen Bestimmung der Tracer-konzentration in definierten kleinen In-vivo-Volumina kann durch die PET weitgehend erfüllt werden, falls eine Korrektur der Photonenabsorption im Körper des Patienten durchgeführt wird. Dies wird ermöglicht durch eine Transmissionsmessung mittels einer ringförmigen Linienquelle, die nahe an den Detektorringen positioniert ist. In der Möglichkeit einer exakten Absorptionskorrektur wird einer der wesentlichsten Vorteile von PET gegenüber der SPECT gesehen [1].

Literatur

1. Jordan K (1988) Meßtechnik in der Emissions-Computertomographie. In: Hundeshagen H (Hrsg) Emissions-Computertomographie mit kurzlebigen Zyklotron-produzierten Radiopharmaka. Springer, Berlin Heidelberg New York Tokyo (Handbuch der medizinischen Radiologie, Bd XV/1 B, S 149 ff)
2. DIN 6855, Teil 3 (1992) Qualitätsprüfung nuklearmedizinischer Meßsysteme – Einkristall-Gamma-Kamera zur planaren Szintigraphie und Systeme zur Meßdatenaufnahme und -auswertung. Beuth, Berlin
3. Knopp R, Winkler C (1974) Ein Szintillationskamera-Prozessrechnersystem für die nuklearmedizinische Diagnostik. Kerntechnik 16:372–379
4. Knopp R (1989) Datenverarbeitung in der klinischen Nuklearmedizin. MTA 4:940–944
5. DIN 6855, Teil 2 (1992) Qualitätsprüfung nuklearmedizinischer Meßsysteme – Meßbedingungen für die Einzelphotonen-Emissions-Tomographie mit Hilfe rotierender Meßköpfe einer Gammakamera. Beuth, Berlin

E. Klemm

Kollagenosen

Zum Nachweis einer viszeralen Affektion stehen die (sehr sensible) Nierenfunktionsclearance mit ^{99m}Tc-MAG3 (Sequenzaufnahmen über 30 min, die unmittelbar nach i.v.-Injektion des Tracers beginnen) und die Ösophagusszintigraphie in Form einer Sequenzszintigraphie nach Schlucken von mit ^{99m}Tc-markierter Flüssigkeit (Aufnahmen über 1 min) zur Verfügung (zu den Einzelheiten siehe die entsprechenden Kapitel).

Eine zerebrale Gefäßbeteiligung z. B. bei Lupus erythematodes kann durch Darstellung der Hirndurchblutung (SPECT) mit ^{99m}Tc-HMPAO oder ^{99m}Tc-ECD nachgewiesen werden. Nach intravenöser Injektion wird der größere Teil des lipophilen Komplexes vom Hirngewebe extrahiert und zerfällt nun in hydrophile Komplexe, die die Blut-Hirn-Schranke kaum noch passieren können. Die SPECT-Aufnahmen können deshalb noch mehrere Stunden nach Applikation des Tracers angefertigt werden. Um Befundverfälschungen zu vermeiden, sollte der Patient bei der Injektion entspannt sein und möglichst liegen (mit offenen oder geschlossenen Augen), im Raum sollte gedämpftes Licht und ein nicht zu hoher Hintergrundgeräuschpegel herrschen. Bei speziellen Fragestellungen ist eine semiquantitative Auswertung mit Hilfe von ROI („regions of interest") möglich.

Arthropathia psoriatica

Die Skelettszintigraphie ermöglicht den Nachweis einer (u. U. klinisch stummen) Gelenkbeteiligung bei Psoriasis. Die Aufnahmen werden 2–3 h nach i.v.-Injektion von ^{99m}HDP, ^{99m}Tc-MDP oder ^{99m}Tc-DPD angefertigt. Auf eine ausreichende Hydrierung des Patienten ist zu achten. Pathognomonischer Befund ist ein strahlförmiger Befall (gesteigerter Knochenstoffwechsel) der kleinen Finger- und ggf. auch Zehengelenke.

HIV-Enzephalopathie

Neben Liquordiagnostik, CT und MRT lässt sich bei der HIV-Enzephalopathie eine Hirnbeteiligung, ähnlich wie oben für den Lupus erythematodes geschildert, mit Hilfe der Hirndurchblutungs-SPECT mit ^{99m}Tc-HMPAO oder ^{99m}Tc-ECD nachweisen.

Alopezie

Zum Nachweis einer Schilddrüsenaffektion sollte eine entsprechende Diagnostik erfolgen, wie in Kap. 3 („Endokrinologie") dargestellt.

Melanome

Die PET ist im Rahmen des Stagings und zum Nachweis von Metastasen maligner Melanome ein hochsensitives Nachweisverfahren (vgl. dazu Kap. 9, „Onkologie"). Diese aufwändige Untersuchungstechnik steht allerdings bislang nur einer begrenzten Zahl von Zentren zur Verfügung. Der Nachweis von Metastasen beruht auf deren gesteigertem Glukosestoffwechsel, der durch das Zyklotronprodukt ^{18}F-Desoxyglukose (FDG) als Radiopharmakon tomographisch dargestellt werden kann.

Die Immunszintigraphie mit melanomspezifischen Antikörpern (s. 1. Auflage dieses Buches und S. 16) wird praktisch nicht mehr durchgeführt.

Lymphabflussszintigraphie

Zur präoperativen Lokalisation des ersten drainierenden Lymphknotens bei malignen Melanomen findet neuerdings die so genannte „Sentinel-node-Szintigraphie" zunehmende Verbreitung. ^{99m}Tc-markierte Kolloide gelangen nach perifokaler sub- oder intrakutaner Injektion aus dem Interstitium in die Lymphbahnen und werden von Zellen des retikulohistiozytären Systems (RHS) in Lymphknoten gespeichert. Der Lymphknoten wird dann markiert und bei der Operation mit entfernt. Es werden denaturierte Albuminpartikel oder hochmolekulare Dextrane verwendet, die auch submukös oder intramukös peritumoral injiziert werden können.

Immunszintigraphie mit melanomspezifischen Antikörpern

Dieses Verfahren dient der Differenzierung vergrößerter Lymphknoten (tumorös/entzündlich) und dem Nachweis von Metastasen und beruht auf dem Einsatz von mit ^{99m}Tc-markierten monoklonalen Antikörpern (225.28 s und p97), die gegen hochmolekulare Membranantigene maligner Melanome gerichtet sind. Neben planarer Untersuchungstechnik wird auch die tomographische Darstellung suspekter Befunde eingesetzt.

Die Akquisition erfolgt etwa 16 h nach i.v.-Injektion des markierten Antikörpers. Zur Verminderung einer eventuellen, die Beurteilbarkeit störenden Überlagerung durch Radioaktivität im Darm sollte zur Vorbereitung der Untersuchung ein Laxans mitgegeben werden. Die Nachweiswahrscheinlichkeit ist bei Tumoren mit mehr als 2 cm Größe höher als bei kleineren Läsionen, doch hängt dies auch vom Auflösungsvermögen des verwendeten Kamerasystems ab.

M. Diehl, F. Grünwald

Nebennierenrinde

Indikationen
Die Szintigraphie sollte eingesetzt werden, wenn bei Verdacht auf einen kortisol-, aldosterol- oder androgenproduzierenden Nebennierenrindentumor die morphologische Diagnostik (Sonographie, CT, MRT) keine eindeutigen Befunde ergibt. Bei Verdacht auf ein aldosterolproduzierendes Adenom kann ein Suppressionsszintigramm unter Dexamethasongabe durchgeführt werden. Tumoren sind szintigraphisch ab einem Durchmesser von etwa 10 mm darstellbar. Die Sensitivität beträgt bei aldosterolproduzierenden Tumoren ca. 80 %, bei kortisol- und androgenproduzierenden Tumoren über 90 %.

Anreicherungsmechanismus (Abb. 3)
Das früher häufiger verwendete Radiopharmakon ^{75}Se-Norcholesterol wird heute aufgrund der ungünstigen physikalischen Eigenschaften des Isotops ^{75}Se seltener eingesetzt. Methylnorcholesterol bietet gegenüber Iodocholesterol den Vorteil einer bis zu 10fach höheren Affinität zum Nebennierenrindengewebe. Methylnorcholesterol wird zum einen unspezifisch in die Zellen der Nebennierenrinde aufgenommen und zum anderen (aufgrund der LDL-Bindung im Blut) an LDL-spezifische zelluläre Rezeptoren gebunden. Insgesamt wird ca. 0,2 % der applizierten Dosis im normalen Nebennierenrindengewebe aufgenommen. Aufgrund der langsamen Kinetik ist eine Markierung mit einem relativ langlebigen Isotop (^{131}I, ^{75}Se) und ein Untersuchungszeitraum von mehreren Tagen erforderlich. Karzinome speichern den Tracer in geringerem Maße als benigne Tumoren.

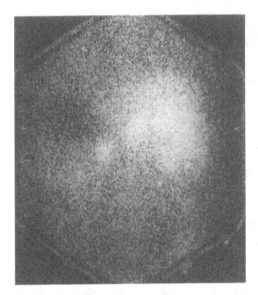

Abb. 3. Patientin mit Conn-Syndrom. Nachweis einer vermehrten ^{75}Se-Norcholesterol-Speicherung in Projektion auf die linke Nebenniere (dorsale Aufnahme 5 Tage nach Injektion)

Patientenvorbereitung und Untersuchungsablauf

Für die Suppressionsszintigraphie ist die Gabe von z. B. täglich 3-mal 2 mg Dexamethason (beginnend 2 Tage vor der Injektion, über den gesamten Zeitraum der Untersuchung) erforderlich. Vor der Szintigraphie sollten Aldosteronantagonisten, Diuretika, ACE-Hemmer und östrogenhaltige Präparate abgesetzt werden. Um eine Aufnahme von freiem ^{131}I in die Schilddrüse zu verhindern, ist eine Blockade mit Irenat (Perchlorat) erforderlich (beginnend einen Tag vor der Injektion, bis zum 6. Tag nach der Injektion: täglich 3-mal 30 Trpf. oral). Alternativ können täglich 2-mal 5 Trpf. Lugol-Lösung gegeben werden (beginnend ebenfalls einen Tag vor der Injektion, fortgesetzt bis 2 Wochen nach der Injektion). Am ersten Tag erfolgt lediglich die Injektion des Tracers. Szintigraphien (Zeitdauer jeweils ca. 2 h) werden 3, 5 und 7 Tage nach Injektion durchgeführt.

Nebennierenmark

Indikationen

Bei laborchemisch nachgewiesenem oder vermutetem Phäochromozytom kann die Szintigraphie mit ^{123}I- oder ^{131}I-mIBG zum Nachweis des Tumors, zur Lokalisationsdiagnostik, zur Detektion ektoper Manifestation (z. B. im Grenzstrang) oder zur Metastasensuche eingesetzt werden. In der „Stufendiagnostik" sollte die Szintigraphie nach der Sonographie und vor CT, MRT (und evt. Angiographie) erfolgen. Besonders in der Rezidivdiagnostik ist die mIBG-Szintigraphie morphologischen Verfahren häufig überlegen. Die Sensitivität beträgt etwa 90 %, die Spezifität nahezu 100 %. Auch andere Tumoren des APUD-Systems können mit mIBG nachgewiesen werden (dies ist in Kap. 9, „Onkologie", näher ausgeführt).

Anreicherungsmechanismus (Abb. 4 a, b)

I-mIBG ist ein Noradrenalinanalogon und wird in den chromaffinen Granula gespeichert. Im Gegensatz zu Noradrenalin wird mIBG nicht metabolisiert, was zu einer Retention des Tracers im chromaffinen Gewebe führt. Bei Erwachsenen wird z. T. ^{131}I-mIBG wegen der Möglichkeit eingesetzt, Spätaufnahmen (z. B. 7 Tage nach Injektion) anfertigen zu können, bei Kindern dagegen meist ^{123}I-mIBG wegen der niedrigeren Strahlenexposition.

Patientenvorbereitung und Untersuchungsablauf

Um eine Aufnahme von freiem ^{131}I in die Schilddrüse zu verhindern, ist eine Blockade mit Irenat (Perchlorat) erforderlich (beginnend einen Tag vor der Injektion, bis zum 6. Tag nach der Injektion: täglich 3-mal 30 Trpf. oral). Alternativ können täglich 2-mal 5 Trpf. Lugol-Lösung gegeben werden (beginnend ebenfalls einen Tag vor der Injektion, fortgesetzt bis 2 Wochen nach der Injektion). Da Reserpin und trizyklische Antidepressiva die Anreicherung in den Vesikeln hemmen können, sollten diese Präparate eine Woche vor Beginn der Untersuchung abgesetzt werden. Am 1. Tag erfolgt lediglich die Injektion des Tracers. Szintigraphien werden 1, 2 und 3 Tage nach Injektion durchgeführt und dauern jeweils etwa 60–120 min. Bei unklarem Befund sind ggf. weitere Aufnahmen erforderlich (z. B. 5 oder 7 Tage nach Injektion).

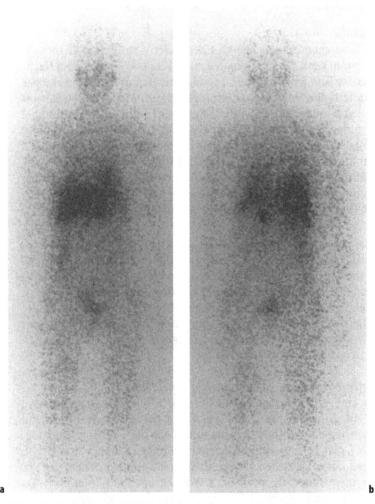

Abb. 4 a, b. Patientin mit MEN IIa. Nachweis einer vermehrten Anreicherung von
^{131}I-mIBG in Projektion auf die linke Nebenniere (Phäochromozytom, 3 Tage nach
Injektion). **a** Ventrale, **b** dorsale Aufnahme

Hypophyse (Abb. 5)

Hypophysentumoren lassen sich z. T. mittels ^{111}In-Pentatreotide darstellen, wobei die Sensitivität besonders bei den GH-produzierenden Tumoren hoch ist (zur Methodik der Pentatreotideszintigraphie s. Kap. 9, „Onkologie"). Prolaktinome können besser durch ihre ^{123}I-IBZM-Speicherung dargestellt werden. Die ^{123}I-IBZM-SPECT wird ansonsten in der neurologischen und psychiatrischen Diagnostik eingesetzt und wird in den entsprechenden Kapiteln näher beschrieben.

Schilddrüse

Szintigraphie mit ^{99m}Tc-Pertechnetat

Indikationen
Zur „Funktionstopographie" der Schilddrüse reicht bei vielen Fragestellungen die Szintigraphie mit ^{99m}Tc-Pertechnetat aus. Jede palpatorisch, sonographisch oder mittels anderer Verfahren (z. B. CT) nachgewiesene Veränderung sollte szintigraphisch abgeklärt werden, um z. B. fokale Autonomien (Abb. 6) oder „kalte Knoten" (Abb. 7) zu erfassen. Die quantitative Bestimmung des „Technetiumuptakes" erlaubt Rückschlüsse auf die Jodidclearance, sodass z. B. funktionelle Autonomien unter TSH-Suppression durch einen erhöhten Technetium-Uptake nachgewiesen werden können. Falls initial keine TSH-Suppression vorliegt, kann diese durch die Gabe von Schilddrüsenhormonen induziert werden (Suppressionsszintigramm, s. unten).

Anreicherungsmechanismus
In den allermeisten Fällen (Ausnahmen s. unten) korreliert die ^{99m}Tc-Pertechnetat-Aufnahme in den ersten 20 min nach Injektion regional mit der Jodidclearance. Diesem Phänomen liegt die ähnliche Größe des Jodidanions zugrunde, die dazu führt, dass Pertechnetat durch den „Trapping-Mechanismus" erfasst wird. Mittels des Natrium-Jodid-Symporters wird das Pertechnetat gegen ein

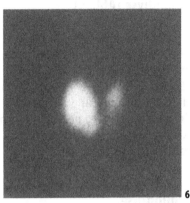

Abb. 6. Patientin mit fokaler Schilddrüsenautonomie. ^{99m}Tc-Pertechnetat-Szintigraphie (unter TSH-Suppression): Tracerspeicherung in einem großen Areal im rechten Lappen sowie in einem kleineren Bezirk links kranial (bifokale Autonomie)

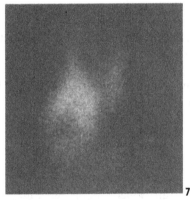

Abb. 7. Patientin mit rechtsseitiger Rezidivstruma. ^{99m}Tc-Pertechnetat-Szintigraphie: verminderte Tracerspeicherung im kaudalen Anteil des rechten Lappens („kalter Knoten")

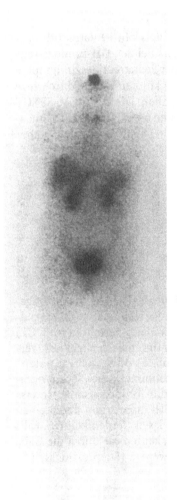

Abb. 5. Patientin mit TSH-produzierendem Hypophysentumor. Deutliche Traceranreicherung in Projektion auf die Hypophyse (ventrale Ganzkörperuntersuchung, 4 h nach Injektion)

Konzentrationsgefälle aus dem Blut in die Schilddrüsenzelle transportiert (s. Szintigraphie mit ^{131}I). Pertechnetat kann selbstverständlich nicht in die Synthese von Schilddrüsenhormonen eingeschleust werden.

Patientenvorbereitung und Untersuchungsablauf
Da die Traceraufnahme sehr stark vom intrathyreoidalen Jodgehalt abhängt und es nach Gabe großer Jodmengen zu einer weitgehenden Blockierung der Jodaufnahme (und auch der Pertechnetataufnahme) in die Schilddrüse kommt, sollten vor einer Schilddrüsenszintigraphie keine größeren Jodmengen appliziert werden (z.B. jodhaltige Röntgenkontrastmittel, Cordarex, Betaisodona). Zur Durchführung einer Suppressionsszintigraphie existieren verschiedene Möglichkeiten, z.B. 150–200 µg Thyroxin (T_4) für 2 Wochen, 60–100 µg Trijodthyronin (T_3) für 7–10 Tage, 3 mg Thyroxin einmalig (ca. 8–10 Tage vor der Szintigraphie). Die Szintigraphie erfolgt 20 min nach Tracerinjektion, die gesamte Untersuchung dauert ca. 30 min.

Szintigraphie mit [123]I

Indikationen
Bei einigen Fragestellungen reicht ^{99m}Tc-Pertechnetat aufgrund der fehlenden Metabolisierung des Pertechnetats bzw. der niedrigeren Gammaenergie des ^{99m}Tc zur Diagnostik von Schilddrüsenerkrankungen nicht aus. Bei folgenden Indikationen ist eine ^{123}I-Szintigraphie erforderlich:

- Verdacht auf dystopes Gewebe
  (z.B. Zungengrundstruma: Abb. 8 a–c, retrosternale Struma),
- Verdacht auf Jodfehlverwertung
  (im Rahmen eines Depletionstestes),
- bei Kindern mit Verdacht auf Schilddrüsenagenesie,
- Verdacht auf Metastasen eines differenzierten Schilddrüsenkarzinoms bei noch vorhandenem Schilddrüsenrestgewebe.

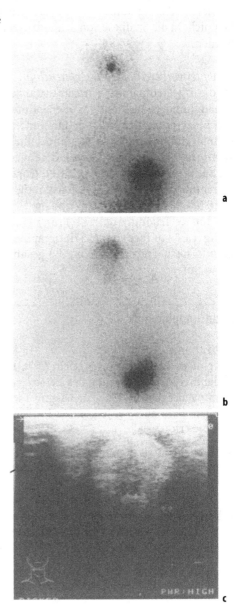

Abb. 8 a – c. 6-jähriges Kind mit Zungengrundstruma. ^{123}I-Natriumjodid-Szintigraphie zum Nachweis ektopen Schilddrüsengewebes. **a** Ventrale Projektion, **b** linkslaterale Projektion, **c** Sonographie (Darstellung des Schilddrüsengewebes am Zungengrund)

Anreicherungsmechanismus

^{123}I-Natriumjodid wird gegen ein Konzentrationsgefälle aus dem Blut in die Schilddrüsenzelle aufgenommen („trapping"). Dieser aktive Transport wird durch den Natrium-Jodid-Symporter vermittelt. Hierbei handelt es sich um ein Transportprotein, das als intrinsisches Membranprotein in der basolateralen Membran der Thyreozyten lokalisiert ist. ^{123}I-Natriumjodid wird nach Akkumulation in den Schilddrüsenzellen in die Hormonsynthese (Jodination, Jodisation) eingeschleust.

Patientenvorbereitung und Untersuchungsablauf

Prinzipiell gelten die gleichen Voraussetzungen wie bei der Pertechnetatszintigraphie. Abhängig von der Fragestellung erfolgt die Szintigraphie evt. aber erst zu einem späteren Zeitpunkt (z. B. 4 oder 24 h nach Tracerinjektion). Der Depletionstest wird bei Verdacht auf einen angeborenen Enzymdefekt durchgeführt. Es wird 60 min nach Injektion des ^{123}I-Irenat (Perchlorat) oral appliziert und der anschließende Abfall der ^{123}I-Anreicherung in der Schilddrüse quantifiziert.

Radiojod-Zweiphasentest

Indikationen

Der Radiojod-Zweiphasentest wird heute nur noch vor geplanter Radiojodtherapie zur Dosiskalkulation eingesetzt.

Anreicherungsmechanismus

Wie ^{123}I-Natriumjodid wird auch ^{131}I-Natriumjodid in die Schilddrüsenzelle aufgenommen (Trapping) und in die Hormonsynthese (Jodination, Jodisation) eingeschleust.

Patientenvorbereitung und Untersuchungsablauf

^{131}I wird meist oral (überwiegend als Kapsel) verabreicht. Der Patient muss hierzu nüchtern sein. Nach einem definiertem Zeitschema, das zwischen den einzelnen Kliniken differiert, erfolgen Messungen der ^{131}I-Aufnahme in der Schilddrüse, um das Integral der intrathyreoidalen ^{131}I-Speicherung möglichst genau zu ermitteln. Diese Messungen werden 4 (zur Abschätzung der maximalen Speicherung), 24, 48, 96 bzw. 192 h nach Applikation durchgeführt, wobei aber aus

Abb. 9 a, b. Patient mit Lokalrezidiv eines papillären Schilddrüsenkarzinoms (nach totaler Thyreoidektomie und dreimaliger Radiojodtherapie; Szintigraphie in ventraler Projektion nach oraler Applikation einer diagnostischen Dosis ^{131}I-Natriumjodid).
a Vor erneuter chirurgischer Revision (Szintigraphie 3 Tage nach Applikation): multiple Speicherherde im Bereich des Schilddrüsenbettes sowie rechts zervikal.
b Nach Revision (Szintigraphie 8 Tage nach Applikation): kein Nachweis einer pathologischen Tracerspeicherung

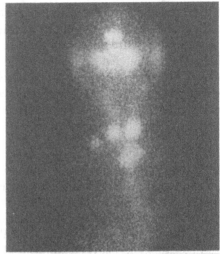

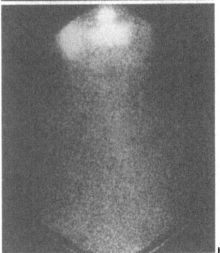

Abb. 10. Patientin mit loko-regionären Lymphknoten-metastasen und diffuser pulmonaler Metastasierung eines papillären Schilddrüsen-karzinoms (nach totaler Thy-reoidektomie und einmaliger Radiojodtherapie). Fokale Speicherung in mehreren zer-vikalen/mediastinalen Lymph-knoten sowie diffus in beiden Lungenflügeln (dorsale Pro-jektion, 5 Tage nach oraler Applikation einer therapeuti-schen Dosis ^{131}I-Natriumjodid)

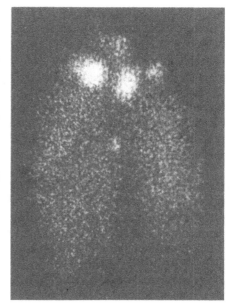

Gründen der Vereinfachung (z. B. um immobile Patienten von häufi-gen Fahrten zur Klinik zu entlasten) Messzeitpunkte u. U. zu einem Teil entfallen und die Werte durch Inter-/Extrapolation ermittelt werden können.

Szintigraphie mit ^{131}I beim Schilddrüsenkarzinom

Indikationen

Die Szintigraphie wird üblicherweise nach der meist oralen Gabe von ^{131}I durchgeführt. Diese ist entweder therapeutisch (bei noch vorhandenem Schilddrüsen- bzw. Tumorgewebe) oder rein diag-nostisch (in der Nachsorge). Szintigraphisch können bei differen-zierten Schilddrüsenkarzinomen sowohl Rest- oder Rezidivgewebe im Schilddrüsenbett (Abb. 9 a, b) als auch Lymphknoten- bzw. Fern-metastasen (Abb. 10) nachgewiesen werden, sofern sie die Fähigkeit besitzen, Jod zu speichern. Bei entdifferenzierten Karzinomen ist eine Redifferenzierungstherapie mit Roaccutan (Isoretinoin) möglich (Gabe von täglich 1,5 mg/kg KG 6 Wochen vor der Radiojod-applikation). Eine Jodspeicherung lässt sich in ca. 30 – 40 % der Fälle induzieren. In einigen Fällen können auch medulläre Schilddrü-senkarzinome Jod speichern, meist stellen sich diese (follikulären Varianten) immunhistochemisch als thyreoglobulinpositiv dar.

Anreicherungsmechanismus
[131]I-Natriumjodid wird in die Schilddrüsenzelle aufgenommen (Trapping) und in die Hormonsynthese (Jodination, Jodisation) ein-geschleust.

Patientenvorbereitung und Untersuchungsablauf
Da die Traceraufnahme von der Jodzufuhr abhängt und es nach Gabe großer Jodmengen zu einer weitgehenden Blockierung der Jodaufnahme in die Schilddrüse kommt, sollten vor der Applikation des Radiojods keine größeren Jodmengen gegeben werden (z.B. jodhaltige Röntgenkontrastmittel, Cordarex, Betaisodona). Da die Jodidclearance und der Jod-Uptake von der TSH-Konzentration im Serum abhängen und damit die Sensitivität der Szintigraphie durch den TSH-Spiegel bestimmt wird, erfolgt die ^{131}I-Applikation unter Schilddrüsenhormonkarenz. 4 Wochen vor der Radiojodgabe wird von Thyroxin (T_4) auf Trijodthyronin (T_3) umgestellt, dieses wird dann 2 Wochen vor der Radiojodgabe abgesetzt. Alternativ kann eine TSH-Steigerung durch Gabe von rekombinantem TSH (rTSH) erreicht werden (i.m. Injektion von jeweils 0,9 mg rTSH 2 Tage und 1 Tag vor Radiojodapplikation). Die Szintigraphien erfolgen meist 2 – 4 Tage nach der Applikation, bei therapeutischen Gaben noch während des aus Strahlenschutzgründen erforderlichen statio-nären Aufenthaltes auf einer nuklearmedizinischen Therapiesta-tion. Unter Umständen sind Spätaufnahmen (z.B. nach 7 Tagen) erforderlich.

[201]Tl, ^{99m}Tc-MIBI und ^{99m}Tc-Tetrofosmin bei Schilddrüsenkarzinomen

Indikationen
In einigen Fällen können Rezidive oder Metastasen von differenzier-ten Schilddrüsenkarzinomen nicht mittels ^{131}I dargestellt werden. In

Abb. 11 a, b. Patientin mit Rezidiv (prätracheal gelegen) eines teilweise onkozytären papillären Schilddrüsenkarzinoms (nach totaler Thyreoidektomie und zweimaliger Radiojodtherapie).
a Szintigraphie in ventraler Projektion 1 h nach Injektion von ^{99m}Tc-MIBI: Tracerspeicherung in der Medianlinie kaudal des Schilddrüsenbettes.
b Sonographie: Darstellung einer 9 × 9 mm großen Struktur gering reduzierter Echogenität

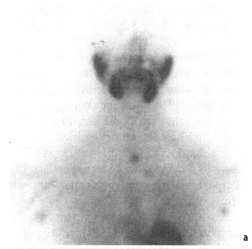

a

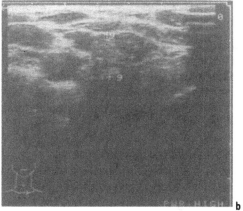

b

diesem Fall sollte, wenn sich der Verdacht auf Rezidiv/Metastasen ergibt (z. B. erhöhter Thyreoglobulinspiegel im Serum, unklarer sonographischer Befund), eine Szintigraphie mit ^{201}Tl, ^{99m}Tc-MIBI oder ^{99m}Tc-Tetrofosmin durchgeführt werden (Abb. 11 a, b). Während Thallium den Vorteil eines etwas höheren Tumor-Hintergrund-Quotienten hat, bieten ^{99m}Tc-MIBI und ^{99m}Tc-Tetrofosmin die Vorzüge der höheren Gammaenergie des ^{99m}Tc, was insbesondere für die SPECT günstiger ist. Unter Umständen kann die ^{201}Tl- bzw. die MIBI/Tetrofosmin-Szintigraphie auch präoperativ zur Dignitätsbeurteilung von fokalen Schilddrüsenveränderungen beitragen.

Anreicherungsmechanismus
Bei onkozytären Karzinomen ist die Sensitivität der ^{131}I-Szintigraphie niedrig und die der ^{99m}Tc-MIBI-Szintigraphie hoch. Der Grund für die hohe ^{99m}Tc-MIBI-Speicherung ist der Mitochondrienreichtum dieser Tumoren, da die Retention von ^{99m}Tc-MIBI vom Membranpotenzial an den Mitochondrien und von der Mitochondriendichte abhängt. ^{201}Tl wird (ähnlich wie Kalium) über die Na-K-ATPase in das Zytoplasma transportiert. Die Aktivität der Na-K-ATPase ist daher ein entscheidender Parameter für die ^{201}Tl-Anreicherung.

Patientenvorbereitung und Untersuchungsablauf
Die Szintigraphie dauert (ja nach Fragestellung) zwischen 30 und 90 min. Eine Vorbereitung des Patienten ist nicht erforderlich.

Szintigraphie beim medullären Schilddrüsenkarzinom
Zum Nachweis von Rezidiv oder Metastasen medullärer Schilddrüsenkarzinome können Pentatreotide (s. Kap. 9, „Onkologie"), mIBG (s. oben), ^{99m}Tc-MIBI (s. rechts, Abb. 12 a, b), ^{201}Tl (s. oben), anti-CEA (s. Kap. 9, „Onkologie") und pentavalentes DMSA (selten) eingesetzt werden.

PET bei Schilddrüsenkarzinomen
Die PET mit FDG sollte eingesetzt werden, wenn Metastasen vermutet werden oder gesichert sind. Bei differenzierten Schilddrüsenkarzinomen ergibt sich insbesondere bei negativer ^{131}I-Szintigraphie und erhöhtem Serumthyreoglobulinwert die Indikation zur FDG-PET (die Methode wird in Kap. 9, „Onkologie", beschrieben). Häufig sind solche Tumoren mittels PET sehr sensitiv zu erfassen, die im ^{131}I-Szintigramm nicht darzustellen sind oder nur eine geringe Speicherung zeigen (Tumoren mit niedrigem Differenzierungsgrad mit gestörter Hormonsynthese und deutlich gesteigertem Glukosestoffwechsel). Gegenüber der Szintigraphie mit ^{201}Tl oder ^{99m}Tc-MIBI ergibt sich eine höhere Sensitivität aufgrund der besseren räumlichen Auflösung. Auch bei medullären Schilddrüsenkarzinomen,

Abb. 12a, b. Patientin mit Lokalrezidiv und pulmonalen Metastasen eines medullären Schilddrüsenkarzinoms.
a Szintigraphie in ventraler Projektion, 45 min nach Injektion von ^{99m}Tc-MIBI: Tracerspeicherung links zervikal im Schilddrüsenbett sowie in einem großen Bezirk im lateralen Lungenmittelfeld links. b Sonographie: Darstellung einer inhomogenen, multizystischen Struktur links zervikal

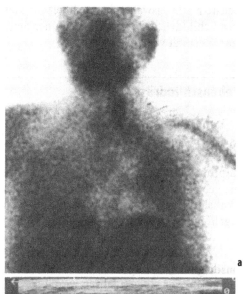

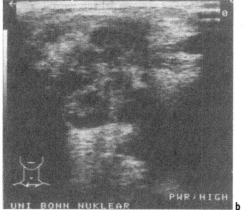

insbesondere bei erhöhtem Serumcalcitonin- oder -CEA-Wert findet die FDG-PET Anwendung.

Nach den Ergebnissen einer neueren Multicenterstudie zeigt FDG-PET im Vergleich zu anderen bildgebenden Verfahren wie ^{111}In-Pentetreotide, ^{99m}Tc-V-DMSA, ^{99m}Tc-MIBI, CT und MRT die höchste Nachweiswahrscheinlichkeit für Metastasen eines medullären Schilddrüsenkarzinoms bei einer Sensitivität von 78 % und einer Spezifität von 79 %.

Nebenschilddrüse

Indikation Lokalisationsdiagnostik
Bei gesichertem Hyperparathyreoidismus ist zur Lokalisationsdiagnostik neben Sonographie, CT, MRT und der selektiven venösen Blutprobenentnahme zur Parathormonbestimmung die Szintigraphie geeignet. Während vor der Erstoperation die Sonographie zur Lokalisation meist ausreicht, bietet die Szintigraphie vor Zweiteingriffen vielfach Vorteile gegenüber den anderen bildgebenden Verfahren.

Vor minimal-invasiven Eingriffen ist die „erweiterte Lokalisationsdiagnostik" obligatorisch. An erster Stelle steht hier die Szintigraphie. Bis vor einigen Jahren wurde die ^{201}Tl/^{99m}Tc-Subtraktionsszintigraphie durchgeführt. Inzwischen wird vorwiegend ^{99m}Tc-MIBI in der klinischen Routine verwendet. Die Sensitivität beträgt etwa 80 %, die Spezifität ist von der Strumainzidenz abhängig und liegt bei etwa 90 %. Die Sensitivität der Szintigraphie ist natürlich von der Größe des Adenoms abhängig, die Grenze der szintigraphischen Nachweisbarkeit liegt bei etwa 300 mg. Nebenschilddrüsenkarzinome können ebenfalls durch vermehrte ^{99m}Tc-MIBI- oder ^{99m}Tc-Tetrofosmin-Speicherung nachgewiesen werden.

Anreicherungsmechanismus
Die ^{99m}Tc-MIBI-Anreicherung wird durch die regionale Durchblutung und das Mitochondrienpotenzial bestimmt; daher ist die spezifische Anreicherung von der Mitochondriendichte des Gewebes abhängig. In den ersten Minuten nach Injektion zeigt sich eine (durchblutungsabhängige) hohe Anreicherung in Schilddrüse und Nebenschilddrüse. Eine verlängerte Retention des Tracers zeigt sich in Nebenschilddrüsenadenomen, die somit auf Spätaufnahmen (nach ca. 2 – 3 h) als Areale vermehrter Anreicherung dargestellt werden können (Abb. 13 a, b).

Abb. 13 a, b. Patientin mit primärem Hyperparathyreoidismus (im Lig. thyreothymicum lokalisiertes Nebenschilddrüsenadenom). a Szintigraphie in ventraler Projektion 15 min nach Injektion von ^{99m}Tc-MIBI: Tracerspeicherung in der Schilddrüse sowie links kaudal der Schilddrüse. b Szintigraphie nach 2 h: persistierende Speicherung in dem Bezirk links kaudal der Schilddrüse

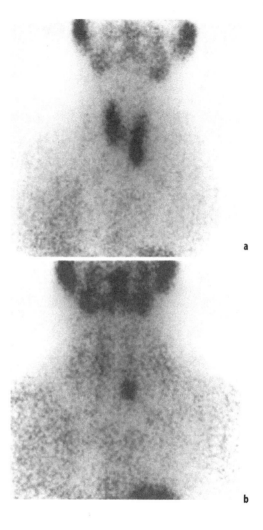

Patientenvorbereitung und Untersuchungsablauf
Da eine verminderte Sensitivität der ^{99m}Tc-MIBI-Szintigraphie nach Jodkontamination diskutiert wird, sollten (wenn möglich) radiologische Untersuchungen mit jodhaltigen Kontrastmitteln erst nach der Szintigraphie durchgeführt werden. Eine besondere Vorberei-

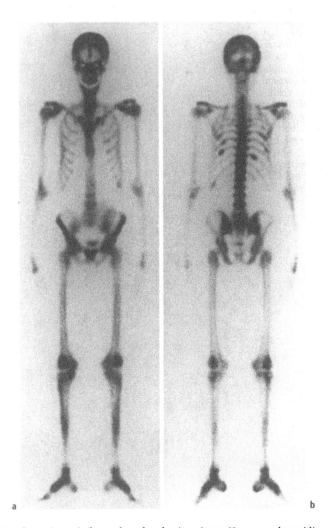

Abb. 14 a, b. Patient mit (länger bestehendem) tertiärem Hyperparathyreoidismus und deutlicher Erhöhung der alkalischen Phosphatase. Die Szintigraphie in ventraler (a) und dorsaler (b) Projektion 2 h nach Injektion von ⁹⁹ᵐTc-MDP zeigt eine insgesamt vermehrte ossäre Traceranreicherung („overscan") als Ausdruck einer generalisierten Osteopathie sowie multiple Areale fokal vermehrter Tracerspeicherung (braune Tumoren)

tung des Patienten ist nicht erforderlich. Die Untersuchung dauert insgesamt etwa 3 h (Frühaufnahme 15 min nach Injektion und Spätaufnahme 2 – 3 h nach Injektion).

Indikation Osteopathienachweis
Zur Beurteilung von Veränderungen am Skelettsystem, die durch einen (meist über einen längeren Zeitraum bestehenden) Hyperparathyreoidismus bedingt sind, kann die Skelettszintigraphie eingesetzt werden (Abb. 14 a, b). Bei einer generalisierten Osteopathie zeigt sich eine diffuse ossäre Tracermehrspeicherung („overscan"), die im Vergleich zur Speicherung in Weichteilen oder Nierenparenchym beurteilt werden kann. Dabei ergibt sich eine Korrelation zur Erhöhung der alkalischen Phosphatase im Serum, die ebenfalls davon abhängt, über welchen Zeitraum der Hyperparathyreoidismus bestanden hat. Braune Tumoren stellen sich sowohl in der Skelettszintigraphie als auch in der ^{99m}Tc-MIBI-Szintigraphie als umschriebene Mehrspeicherung dar.

N. Hamscho, P. Willkomm

Speicheldrüsen

Speicheldrüsenszintigraphie

Indikationen

Durch die Funktionsuntersuchung lassen sich entzündliche und obstruktive Erkrankungen der Speicheldrüsen gut voneinander abgrenzen. Indikationsgebiete sind Primärdiagnostik oder Verlaufskontrolle bei operativer Intervention:

- akute oder chronische Sialadenitis (externe Radiatio, Radiojodtherapie, Sjögren-Syndrom),
- Obstruktion (Sialolithiasis, Tumor),
- Beurteilung der chirurgischen intrapyramidalen Dekomressionstherapie bei Fazialisparesen.

Anreicherungsmechanismus

Pertechnetat wird von den Speicheldrüsen (Gll. parotideae und submandibulares) aufgenommen, wobei das Maximum nach ca. 20 min erreicht wird. Eine physiologische Exkretion ist durch die Abnahme der Maximalaktivität von mehr als 50 % gekennzeichnet.

Bei der akuten Entzündung kommt es zur frühen Tracerakkumulation als Ausdruck einer Hyperperfusion. Chronische Entzündungen zeigen initial eine verminderte Sekretion bei normaler oder verminderter Exkretion. Für eine Obstruktion spricht eine regelrechte Akkumulation der Aktivität bei fehlender Abnahme nach Stimulation der Exkretion mit Zitronensäure.

Patientenvorbereitung und Untersuchungsablauf
Dem nüchternen Patienten werden 75–150 MBq ^{99m}Tc-Pertechnetat injiziert.

Danach erfolgen statische Aufnahmen (30 min, 2 Bilder/min). Die Stimulation der Exkretion erfolgt mit einigen Spritzern Zitronensaft 20 min post injectionem.

Ösophagus

Ösophagusszintigraphie

Indikationen
Ergänzend zu den morphologisch radiodiagnostischen Verfahren lassen sich Transportstörungen physiologisch und quantitativ bewerten. Indikationen sind:

- Primärdiagnostik von Motilitätsstörungen des Ösophagus oder
- Verlaufskontrolle unter Therapie (medikamentös, dilatativ oder operativ)
  - Ösophgusstriktur (benigne oder maligne),
  - Achalasie,
  - Kollagenosen (Sklerodermie, Lupus erythematodes),
  - diffuse ösophageale Spastik.

Zur Beurteilung morphologischer Fragestellungen sind die Endoskopie und die Röntgendiagnostik mittels Bariumbreischluck die überlegenen Verfahren.

Anreicherungsmechanismus
Mit Hilfe der Sequenzszintigraphie kann die Passage einer radioaktiv markierten Testmahlzeit (^{99m}Tc-Schwefelkolloid/-DTPA) beurteilt werden (Abb. 15, 16 a, b).

Bei der physiologischen Passage werden über 80 % der gegebenen Testmahlzeit nach dem ersten Schluck in den Magen transportiert. Die Ösophagusstriktur oder auch die Achalasie zeichnen sich durch eine herabgesetzte Peristalik in den distalen Anteilen des Ösophagus aus. Es kommt zu einer Retention der Testmahlzeit von

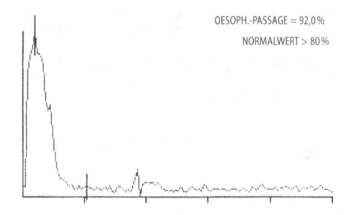

OESOPH.-PASSAGE = 92,0%

NORMALWERT > 80%

Abb. 15. Zeit-Aktivitäts-Kurve (Abszisse: Zeit, Ordinate: Aktivität) über dem Gesamtorgan bei ungestörter Ösophagusfunktion. Die ösophageale Passage ist gekennzeichnet durch eine deutlich abgrenzbare Aktivitätsspitze ohne Hinweis auf in der Speiseröhre verbleibende Restaktivität. Die globale Ösophagustransitzeit beträgt weniger als 10 s, die Ösophagusclearance ist größer als 80%

über 50% auch nach mehreren Schluckakten. Bei der Sklerodermie wird ebenfalls eine erniedrigte Passage beobachtet, die sich jedoch nach mehreren Schluckakten und bei aufrechter Positionierung des Patienten bessert. Eine vorübergehende Retention insbesondere zu Beginn der Untersuchung spricht für das Vorliegen einer diffusen ösophagealen Spastik.

Patientenvorbereitung und Untersuchungsablauf
Eine besondere Patientenvorbereitung ist nicht erforderlich. Der Patient erhält liegend unter der Kamera die markierte Testmahlzeit (z.B. Haferschleim) und wird gebeten, diese vor laufender Kamera heunterzuschlucken. Die Dauer der gesamten Untersuchung beträgt ca. 5 min.

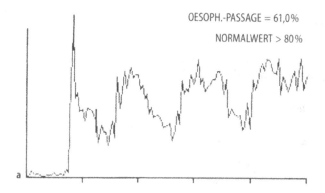

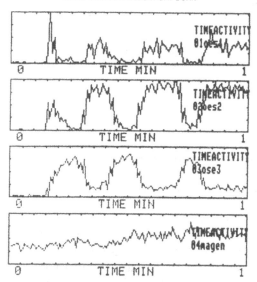

Abb. 16 a, b. **a** Zeit-Aktivitäts-Kurve (Abszisse: Zeit, Ordinate: Aktivität) über dem Gesamtorgan bei gestörter Ösophagusmotilität bei einer Patientin mit Achalasie. Die von repetitiven Kontraktionswellen begleitete hypermotile Form der Achalasie zeichnet sich durch wechselnde ortho- und retrograde Bolusbewegungen aus. **b** Zeit Aktivitäts-Kurve (Abszisse: Zeit, Ordinate: Aktivität) über 3 Ösophagusdritteln (proximal, zentral und distal) sowie über dem Magen bei einer Patientin mit Achalasie. Bei der segmentalen Auswertung findet sich ein Ersatz der sequenziellen Aktivitätsspitzen durch ansteigende und abfallende Messwerte bei Verlust des physiologischen Aktivitätsübertritts in den Magen

Magen

Magenentleerungsszintigraphie

Indikationen

Zur quantitativen Beurteilung der Magenmotilität sowie der Magenentleerung in folgenden Fragestellungen:

- verzögerte Magenentleerung
  - Magenausgangsstenose,
  - gastroösophagealer Reflux,
  - chronisches Ulcus ventriculi und duodeni,
  - gastroparetische Syndrome (langjährigem Diabetes mellitus, Morbus Parkinson, Amyloidose, idiopathische autonome Degeneration),
  - psychogene Entleerungsstörungen (Anorexia nervosa);
- beschleunigte Magenentleerung
  - Dumpingsyndrom,
  - florides Ulcus duodeni,
  - Zollinger-Ellison-Syndrom,
  - Diarrhöen;
- Verlaufskontrolle
  - nach operativen Eingriffen (Zustand nach Pyloroplastik, Vagotomie) oder
  - unter konservativer Therapie.

Anreicherungsmechanismus

Dem Patienten wird eine radioaktive Testmahlzeit verabreicht (Rührei, Haferschleim). Zur Markierung werden nicht resorbierbare ^{99m}Tc-Kolloide verwendet. Die Passage wird mit Hilfe einer Gammakamera dokumentiert. Bewertet wird die Halbentleerungszeit ($T_{1/2}$) in Relation zur maximalen Magenaktivität (Abb. 17).

Patientenvorbereitung und Untersuchungsablauf

Der Patient sollte vor der Untersuchung nüchtern sein und motilitätsbeeinflussende Faktoren (Nikotin, Alkohol, Pharmaka) gemieden haben. Nach Applikation der radioaktiven Testmahlzeit beginnen die Aufnahmen, die in Abhängigkeit von der Nahrungskonsistenz

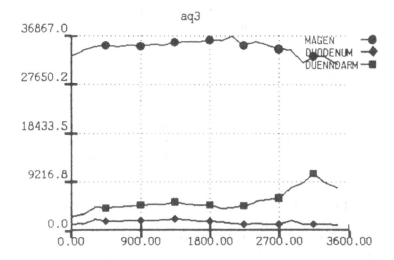

Abb. 17. Zeit-Aktivitäts-Kurve (Abszisse: Zeit, Ordinate: Aktivität) über Magen (●), Duodenum (♦) und Dünndarm (■) nach Gabe einer radioaktiven Testmahlzeit. Als Halbentleerungszeiten lassen sich bei gesunden Patienten Werte von 15–60 min für flüssige Nahrung und 50–140 min für feste Nahrung finden. Hier zeigt sich eine deutlich verzögerte Entleerung bei einem Patienten mit autonomer diabetischer Neuropathie des Magen-Darm-Trakts

(fest/flüssig) ca. 2 h dauern. Bei Entleerungsstörungen können Zusatzaufnahmen bis zu 24 h nach oraler Applikation notwendig sein.

^{13}C-Acetat-Atemtest

Der ^{13}C-Acetat-Atemtest stellt eine gute Alternative zur klassischen Magenentleerungsszintigraphie ohne Verwendung radioaktiver Pharmaka dar. Das Prinzip der Untersuchung basiert auf der Oxidation einer markierten Fettsäure zu ^{13}CO$_2$ nach der Entleerung der markierten Testmahlzeit aus dem Magen. Das Verhältins des ^{13}CO$_2$ zum normalen CO$_2$ in der Exhalation wird massenspektrometrisch analysiert. Untersuchungen an erwachsenen Patienten mit Dyspepsien zeigten eine gute Korrelation der Ergebnisse des ^{13}C-Acetat-Atemtests mit der Magenentleerungsszintigraphie. Neuere Untersuchungen bestätigen die hohe Korrelation beider Untersuchungsmethoden auch bei pädiatrischen Patienten.

Szintigraphie des Meckel-Divertikels

Indikationen
Meckel-Divertikel stellen eine häufige Ursache gastrointestinaler Blutungen bei Kindern dar. Die Inzidenz beträgt 1–3 % der Population, davon entwickeln ca. 25–45 % der Fälle eine Symptomatik.

Anreicherungsmechanismus
Meckel-Divertikel enthalten in bis zu 60 % ektope Magenschleimhaut. Dadurch kann szintigraphisch nach i.v.-Injektion von ^{99m}Tc-Pertechnetat, welches durch aktive Sekretion von serösen und muzinösen Drüsen ausgeschieden wird, sowohl physiologische als auch ektope Magenschleimhaut dargestellt werden (Abb. 18).

Aufgrund der Dünndarmperistaltik kann die Lage des Meckel-Divertikels während der Untersuchung variieren. Die Sensitivität der Untersuchung beträgt ca. 80 %.

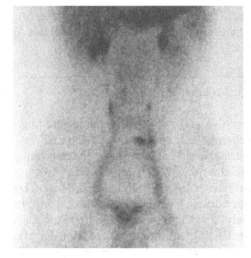

Abb. 18. Anreicherung in einem Meckel-Divertikel medial des linken Ureters bei einem 10-jährigen Jungen mit schmerzlosen gastrointestinalen Blutungen. Das mit Magenschleimhaut ausgekleidete Meckel-Divertikel zeigt eine ^{99m}Tc-Pertechnetat-Anreicherung

Falsch positive Ergebnisse können Darmschlingenobstruktionen, Intussuszeptionen, arteriovenöse Malformationen, Ulzera, entzündliche Läsionen und einige Darmtumoren ergeben.

Durch die Ausscheidung des Pertechnetats über den Harntrakt kann es hier zur Darstellung von Strukturen kommen (wie z. B. bei Hydronephrose, ektoper Hufeisenniere, vesikourethralem Reflux und Blasendivertikel), die mit einer ektopen Mukosa verwechselt werden können.

Patientenvorbereitung und Untersuchungsablauf
Der Patient sollte für die Untersuchung nüchtern sein. Eine Blockade der Schilddrüse sollte vermieden werden, da sonst auch Magenschleimhaut mit blockiert wird. Bariumhaltige Kontrastmitteluntersuchungen können zu falsch negativen Ergebnissen führen und sollten daher immer im Anschluss an die Szintigraphie erfolgen.

Das Radiopharmakon wird dem Patienten in Bolustechnik intravenös injiziert. Die Untersuchungsdauer beträgt ca. 1 h.

Leber und Milz

Statische Leber-(Milz-)Szintigraphie

Indikationen
Die statische Leberszintigraphie dient komplementär zur Sonographie, CT und MRT

- zum Nachweis von raumfordernden Prozessen in der Leber
  - Metastasen, Hämangiome, hepatozelluläres Karzinom, Zysten,
  - früher insbesondere nach eingeschränkter Aussagefähigkeit der Sonographie (im Bereich der Leberkuppe, nach operativen intraabdominellen Eingriffen, Polytraumen);
- zur Diagnose einer fokal nodulären Hyperplasie (FNH; Tabelle 1).

Neben zusätzlichen Informationen über Organgröße und -konfiguration sowie über Lageanomalien liefert die Szintigraphie auch funktionelle Informationen bei diffusen Lebererkrankungen (Leberzirrhose).

	Perfusion	Bloodpool	RES	Hepatobiliäre Funktion	Hepatobiliäre Retention
Hämangiom	⇔	⇑⇑⇑	0	0	0
FNH	⇑⇑	⇔	⇔/⇑	⇔	⇑⇑⇑
Adenom	⇓.	⇔/⇓	0	⇔/⇓	⇑
Leberzell-Karzinom	⇑⇑	⇔/⇓	0	⇔/⇓	⇑/⇔/⇓
Metastase	⇓	⇔/⇓	0	0	rim sign

0 = fehlend, ⇔ = normal, ⇑ = gesteigert, ⇓ = vermindert.

Tabelle 1. Differenzialdiagnostik der Lebertumoren

Anreicherungsmechanismus

Die zur statischen Leberszintigraphie am häufigsten benutzten Substanzen sind mit ^{99m}Tc-Albuminkolloide, Schwefelkolloid, PTP oder Phytat. Radionuklide werden durch Phagozytose des retikuloendothelialen Systems (RES) zu 90 % in den Kupffer-Sternzellen der Leber und jeweils zu 5 % in Knochenmark und Milz gespeichert. Raumfordernde Prozesse, die mit einer Destruktion oder Verdrängung des Leberparenchyms einhergehen, führen zu Speicherdefekten („cold spots"). Eine Ausnahme bildet die fokal-noduläre Hyperplasie (FNH), bei der die Phagozytose erhalten oder partiell aktiviert wird und bei der somit ein regelrechtes Anreicherungsmuster oder eine erhöhte Aktivitätsspeicherung („hot spot") erkennbar ist. Bei Leberparenchymerkrankungen (wie z.B. bei der Rechtsherzinsuffizienz) lässt sich eine diffus inhomogene Leberspeicherung nachweisen sowie eine vermehrte Milzspeicherung.

Da bei planaren Aufnahmen kleinere Speicherdefekte durch speichernde Anteile des gesunden Lebergewebes überlagert werden, empfiehlt sich bei sowohl bei kleineren als auch bei zentral gelegenen Raumforderungen eine Emissionscomputertomographie (SPECT) anzuschließen (Abb. 19a, b). So können auch Raumforderungen ab ca. 1 cm Durchmesser noch nachgewiesen werden.

Abb. 19 a, b. a Planare und **b** SPECT-Aufnahme einer Patientin mit einer fokal-nodulären Hyperplasie der Leber. Positive Darstellung der Tumoren in der Spätphase (90 min post injectionem) nach Exkretion des Tracers über die Gallenwege in den Darm

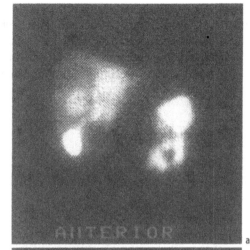

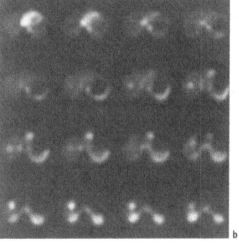

Patientenvorbereitung und Untersuchungsablauf
Eine besondere Patientenvorbereitung ist nicht erforderlich. Die Szintigraphie beginnt ca. 20 min nach i.v.-Injektion der radioaktiven Testsubstanz. Für die szintigraphischen Aufnahmen liegt der Patient ca. 15–20 min unter der Gammakamera, bei SPECT-Aufnahmen zusätzlich ca. 30 min.

Selektive Milzszintigraphie

Indikationen
Die selektive Milzszintigraphie ist indiziert bei

- Verdacht auf akzessorische Milz,
- Funktionsbestimmungen bei hämatologischen Erkrankungen,
- Milzdystopie.

Anreicherungsmechanismus
Das Untersuchungsprinzip beruht auf der Sequestration von wärmegeschädigten Erythrozyten in der roten Milzpulpa.

Patientenvorbereitung und Untersuchungsablauf
Dem Patienten wird vor der Untersuchung Blut entnommen. Anschließend werden die Erythrozyten durch Zentrifugation isoliert und nach Erwärmung und radioaktiver Markierung dem Patienten wieder reinjiziert (Dauer ca. 1 h). Nach ca. 15 min werden Aufnahmen unter der Gammakamera durchgeführt. Die gesamte Untersuchungsdauer beträgt ca. 1,5 – 2 h, bei zusätzlichen SPECT-Aufnahmen verlängert sie sich um ca. 30 min.

Leberperfusionsszintigraphie

Indikationen
Die Leberperfusionsszintigraphie ermöglicht auf nichtinvasivem Wege eine Bestimmung der arterioportalen Durchblutungsrelation. Indiziert ist die Methode

- bei Verdacht auf portale Hypertension,
- zur Quantifizierung des portalen Perfusionsanteils vor und nach Shuntoperation.

Anreicherungsmechanismus

Verwendet wird ^{99m}Tc-Pertechnetat. Aufgrund der doppelten Blutversorgung der Leber (A. hepatica und V. portae) resultiert eine biphasische Zeit-Aktivitäts-Kurve:

- arterieller Einstrom über dem Leberparenchym (erste 30 % der Zeit-Aktivitäts-Kurve),
- portalvenöser Aktivitätseinstrom (70 % der Zeit-Aktivitäts-Kurve).

Bei Pfortaderhochdruck kommt es zu einer verminderten portalvenösen Durchblutung und einer entsprechenden Veränderung des Kurvenverlaufs. Thrombosen der Pfortader können eine rein arterielle Kurve ergeben.

Patientenvorbereitung und Untersuchungsablauf

Eine besondere Patientenvorbereitung ist nicht erforderlich. Zur Schilddrüsenblockade erhalten die Patienten 20 min vor der Untersuchung 60 Trpf. Kaliumperchlorat (Irenat).

^{99m}Tc-Pertechnetat wird intravenös als Bolus appliziert, und der arterielle Einstrom wird über 1 min (1 Bild/s) gemessen.

Hepatobiliäre Funktionsszintigraphie

Indikationen

Die hepatobiliäre Funktionsszintigraphie ermöglicht eine nichtinvasive globale und regionale Funktionsbeurteilung. Neben der Ultraschalluntersuchung wird sie als ergänzendes Verfahren insbesondere bei postoperativen Komplikationen und zur Differenzierung von Lebertumoren eingesetzt. Die Indikationen sind:

- Abklärung einer Cholestase,
- Verdacht auf Cholezystitis,
- Verdacht auf Papillenstenose,
- Zustand nach Lebertransplantation,
- Postcholezytektomiesyndrom,
- postoperative Überprüfung biliodigestiver Anastomosen,
- Verdacht auf intra- oder extrahepatische Gallenleaks,
- Nachweis eines duodeno- oder jejunogastralen Refluxes,

- Kontraindikationen gegen die Anwendung jodhaltiger Röntgen-kontrastmittel,
- Diagnose kongenitaler Atresien der Gallenwege, einer Choledo-chuszyste oder eines Caroli-Syndroms,
- Prüfung biliärer Abflussverhältnisse bei Drainagen,
- in Kombination mit der Blutpoolszintigraphie zur Differenzial-diagnose verschiedener Lebertumoren (FNH, Leberhämangiom, Adenome, hepatozelluläre Karzinome; vgl. Tabelle 1).

Eine besondere Bedeutung erlangt die hepatobiliäre Funktions-szintigraphie bei der Diagnostik des akuten Verschlussikterus, da hier sonographisch noch keine Erweiterung der Gallenwege vor-liegt.

Anreicherungsmechanismus
Verwendet werden radioaktiv markierte Derivate des Lidocains (z. B. ^{99m}Tc-HIDA, -IODIDA, -BIDA), welche durch die Leberzellen aus der Blutbahn entfernt und in die Gallengänge ausgeschieden werden.

Beurteilt werden
- die Aufnahme und Verteilung der Testsubstanz in der Leber,
- die Ausscheidung in das Gallensystem,
- die Anreicherung in der Gallenblase und
- die Ausscheidung in den Darm.

Im Bereich der Leber wird das Aktivitätsmaximum ca. 3–13 min nach i. v.-Injektion der Testsubstanz erreicht. Eine Verzögerung spricht für einen Leberparenchymschaden. Zu einer Darstellung des Ductus choledochus kommt es nach ca. 5–25 min, die Gallenblase stellt sich nach 5–120 min dar. Bei ungestörten Abflussverhältnissen ist Darmaktivität nach ca. 15–25 min (beim Speichertyp) bzw. 5–30 min (beim Ausscheidertyp) erkennbar. Nach 60 min sollte kaum noch Aktivität im Bereich der Leber feststellbar sein. An-reicherung in der Leber spricht für einen Parenchymschaden (z. B. Hepatitis, Zirrhose). Bei einem inkompletten extrahepatischen Verschluss ist die Darmaktivität deutlich verzögert nachweisbar, ein vollständiger Verschluss zeichnet sich durch einen fehlenden Aktivitätsübertritt in den Darm aus. Eine Aktivitätsanreicherung im Bereich des Magens weist auf einen duodenogastralen Reflux

hin, eine fehlende Gallenblasendarstellung auf eine akute Cholezystitis.

Patientenvorbereitung und Untersuchungsablauf
Der Patient sollte zum Untersuchungszeitpunkt nüchtern sein. Da
sich die Wahl und die Dosierung des Radiopharmakons nach der
klinischen Fragestellung und dem aktuellen Serumbilirubinwert
richtet, ist die Kenntnis hierüber erforderlich. Während der Untersuchung liegt der Patient unter der Gammakamera. Die Gesamt-
untersuchungszeit beträgt in der Regel zwischen 1 und 2 h. Bei fehlender Gallenblasenkontraktion erhält der Patient zwischenzeitlich
eine Gallenreizmahlzeit (Eigelb, Biloptin). In Einzelfällen sind Spätaufnahmen bis 24 h nach Injektion notwendig.

FDG-PET zur Diagnose fokaler Leberläsionen

Indikationen
Die PET kommt ergänzend zu Sonographie, CT und MRT zum Einsatz. Die Indikationen sind:

- benigne Läsionen wie z. B. bei
  - Leberzysten, die eine Größe von 5 mm nicht überschreiten, kön-
    nen häufig nicht von Metastasen unterschieden werden; ein
    negatives Ergebnis in der PET kann zur diagnostischen Sicher-
    heit beitragen,
  - Hämangiome zeigen in der Sonographie ein typisches echo-
    reiches Muster; in der dynamischen kontrastmittelunterstütz-
    ten Spiral-CT und MRT zeigen sie eine typische periphere Auf-
    füllung; zur Abgrenzung von kleinen früh perfundierten
    „High-flow-Hämangiomen" gegenüber hypervaskularisierten
    Leberzelltumoren ist die FDG-PET beim Hämangiom erwar-
    tungsgemäß negativ;
- maligne Läsionen wie bei:
  - hepatozellulärem Karzinom (HCC): ergänzend zur Spiral-CT
    mit jodhaltigem Kontrastmittel oder zur dynamische MRT mit
    Gadolinium-DTPA; die FDG-PET erfasst nur 50–70 % der
    HCC; weniger differenzierte HCC zeigen eine höhere FDG-Auf-
    nahme,

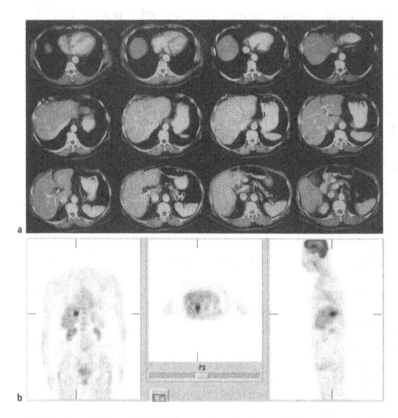

Abb. 20 a, b. a Abdomen-CT-Aufnahmen eines Patienten mit einem Sigmakarzinom und erhöhtem CEA. Negative Darstellung der Lebermetastase. b Positive Glukoseutilisation einer solitären Metastase im FDG-PET

- cholangiozellulärem Karzinom (CCC): Die Tumoren sind in der CT und MRT hypovaskularisiert und im Vergleich zu anderen Tumoren weniger leicht abgrenzbar; in der PET ist eine hohe FDG-Utilisation zu beobachten,
- Lebermetastasen: insbesondere Metastasen kolorektaler Karzinome, hier wird eine Sensitivität zwischen 85–91% (bei Läsionen über 1 cm Größe) angegeben; häufig erfasst die PET Läsionen, die den CT- und MRT-Untersuchungen entgehen (Abb. 20 a, b).

Anreicherungsmechanismus

Es erfolgt die Applikation von FDG, das in Malignomen mit hoher Glukoseutilisation angereichert wird. Dies wird auf die anaerobe Glykolyse zurückgeführt, die nur eine unzureichende ATP-Produktion erlaubt. Darüber hinaus zeigen eine Reihe von Tumoren eine Überexpression von Glukoserezeptoren, z. T. mit einer höheren Affinität, eine Steigerung der Hexokinaseaktivität und eine verminderte Phosphorylaseaktivität. Weiterhin erscheint die Glukoseutilisation mit der Proliferationsrate korreliert zu sein.

Patientenvorbereitung und Untersuchungsablauf

Der Patient muss zur Untersuchung nüchtern und gut hydriert sein. Bei Patienten mit Diabetes mellitus muss der Blutzucker stabil eingestellt sein. Nach der Tracerapplikation soll der Patient etwa 45 min in entspannter Haltung verbringen. Gegenbenenfalls ist eine Begleitmedikation mit Sedativa sinnvoll. Die muskuläre Aktivität soll zur Vermeidung von Muskelartefakten reduziert werden. Die Untersuchung erfolgt in bequemer Lagerung des Patienten (bequeme Kopflagerung, Knierolle). In der Regel erfolgen Aufnahmen zwischen Schädelbasis/Orbita und den proximalen Femora. Dabei werden pro Bettposition (je 16,2 cm) etwa 7-minütige Emissionsaufnahmen sowie 3-minütige Transmissionsaufnahmen hinter einander durchgeführt. Idealerweise erfolgt die iterative Bildrekonstruktion.

Blutpoolszintigraphie

Indikationen

Die Untersuchung wird bei Patienten mit Verdacht auf gastrointestinale Blutungen unklarer Lokalisation eingesetzt (z. B. bei Angiodysplasien, blutende Polypen, terminale Ileitis und Kolitis, benigne und maligne Tumoren). Der Vorteil der Untersuchung gegenüber der Angiographie liegt in der Tatsache, dass gastrointestinale Herde oftmals nicht kontinuierlich, sondern intermittierend bluten. So kann szintigraphisch eine gastrointestinale Blutung (0,05 – 0,1 ml/min) innerhalb von 24 h mit einer Sensitivität von 90 % nachgewiesen werden. Außerdem dient diese Szintigraphie zum Nachweis von Hämangiomen (vgl. Tabelle 1). Die Sensitivität liegt mit ca. 90 %

höher als bei der CT. Mit Hilfe der SPECT-Aufnahmen lassen sich auch kleine Befunde (ca. 1 cm darstellen).

Anreicherungsmechanismus
Patienteneigene Erythrozyten werden mit ^{99m}Tc markiert. Hierzu gibt es zwei Markierungstechniken:

In-vivo-Markierung. Zunächst wird dem Patienten nichtmarkiertes Zinn-DTPA-Chelat oder Zinnpyrophosphat in einer Kochsalzlösung vorinjiziert. Dieses bindet an die Erythrozyten. Nach 15–20 min erfolgt die Injektion von ^{99m}Tc-Pertechnetat, das an die markierten Erythrozyten bindet.

- Vorteil der Methode: schnelle und einfache Erythrozytenmarkierung.
- Nachteil: nur eine 80 %ige Markierungsausbeute. Freies Pertechnetat wird über den Gastrointestinaltrakt sowie über Nieren und Blase ausgeschieden, wodurch die Untersuchung gestört wird.

In-vitro-Markierung. Hierbei wird dem Patienten Blut entnommen und anschließend zentrifugiert. Die so isolierten Erythrozyten werden in Kochsalz gewaschen und mit Zinn-DTPA-Chelat inkubiert. Nach 15 min wird der Ansatz radioaktiv mit ^{99m}Tc markiert und reinjiziert.

- Vorteil der Methode: hohe spezifische Markierung.
- Nachteil: zeitaufwändige Markierung (ca. 1 h).

Blutungsquellensuche. Als positiver Befund wird eine fokale Anreicherung („hot spot") gewertet, evtl. mit Aktivitätsstraße (Abb. 21).
Bei einem Hämangiom kommt es initial zu einer regelrechten oder reduzierten Perfusion und zu einem so genannte „filling-in" (zunehmende Aktivitätsakkumulation, persistierender Blutpool). Andere Lebertumoren wie FNH, HCC oder Metastasen zeigen ein variables Anreicherungsmuster (vgl. Tabelle 1).

Patientenvorbereitung und Untersuchungsablauf
Eine besondere Patientenvorbereitung ist nicht erforderlich. Zur Schilddrüsenblockade erhalten die Patienten 20 min vor der Untersuchung 60 Trpf. Kaliumperchlorat (Irenat).

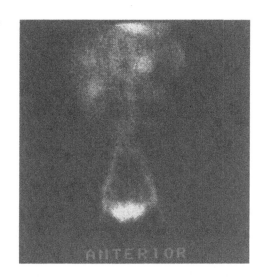

Abb. 21. Nach i.v.-Applikation ^{99m}Tc-markierter Erythrozyten zeigen sich bei einer Patienten mit unklaren Leberläsionen 30 min post injectionem fokale hepatische Aktivitätsmehranreicherungen

Bariumuntersuchungen sollten zur Vermeidung falsch negativer Ergebnisse erst im Anschluss an die Szintigraphie durchgeführt werden. Zur Blutungsquellenlokalisation kann diese Untersuchung mehrere Stunden dauern, bei unklaren Befunden sind ggf. Spätaufnahmen bis 24 h erforderlich (Abb. 22 a–d).

Resorption

Schilling-Test

Indikationen
Der Schilling-Test dient zum indirekten Nachweis einer Vitamin-B_{12}-Malabsorption und zur Beurteilung der Ursachen dieser Resorptionsstörung:

- eine fehlende Intrinsic-factor-Sekretion des Magens wie z. B.
  - bei perniziöser Anämie (Morbus Addison, Morbus Briemer),
  - nach Gastrektomie oder Magenteilresektion,
  - bei atrophischer Gastritis;

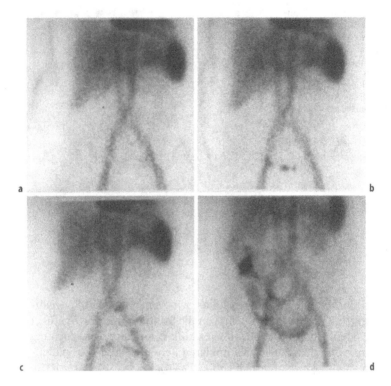

Abb. 22 a–d. Unklare gastrointestinale Blutung bei einer 50-jährigen Patientin. **a** 10 min post injectionem lässt sich noch keine extravasale Aktivitätsanreicherung darstellen. **b** 30 min post injectionem zeigt sich eine Tracermehranreicherung im Bereich des medialen Unterbauches. **c** 45 min post injectionem zeigen sich weitere Herde im Bereich der linken A. iliaca. **d** In der Spätaufnahme nach 24 h zusätzlich eine deutliche Aktivitätsanreicherung in Projektion auf die rechte Kolonflexur sowie eine partielle Darmdarstellung durch intraluminalen Aktivitätstransport

- oder eine mangelhafte intestinale Resorption, wie z. B. bei
  - generalisierten Dünndarmerkrankungen (wie Zöliakie, ideopathische Steatorrhö, Sprue; Infiltrationen, z. B. Lymphosarkom),
  - lokalisierten Dünndarmerkrankungen (z. B. Morbus Crohn),
  - anatomischen Dünndarmschäden (Zustand nach Resektion, „blind loops", Strikturen, Fisteln, Divertikel),

- Fischbandwurmbefall,
- erblicher, mit Proteinurie einhergehender spezifischer Vitamin-B_{12}-Malabsorption.

Anreicherungsmechanismus

Die zeitgleiche Gabe von 2 getrennten Kapseln – einmal [57]Co-Cyanocobalamin, das an menschlichen Magensaft gebunden ist (d.h. mit Zusatz von Intrinsic factor), und einmal [58]Co-Cyanocobalamin in freier Form – ermöglicht die gleichzeitige Bestimmung der Vitamin-B_{12}-Resorption mit und ohne Intrinsic factor. 2 Stunden nach Gabe der Kapseln wird dem Patienten 1 mg nicht radioaktives Vitamin B_{12} intramuskulär verabreicht. Dieses verdrängt das radioaktive Vitamin B_{12} aus seinen Proteinbindungen und Speichern und fördert somit die renale Ausscheidung. Die Messung der Radioaktivität des 24-h-Sammelurins erlaubt indirekte Aussagen über die Vitamin-B_{12}-Resorption (Tabelle 2).

Patientenvorbereitung und Untersuchungsablauf

Für die Untersuchung ist es erforderlich, dass der Patient nüchtern ist und mindestens 4 Tage vor der Untersuchung kein Vitamin B_{12} erhalten hat. In der nuklearmedizinischen Abteilung werden ihm 2 Kapseln ([57]Co-Vitamin-B_{12}, [58]Co-Vitamin-B_{12}) verabreicht.

Anschließend sollte der Patient noch weitere 2 h nüchtern bleiben. Eine Ampulle Vitamin B_{12} wird dem Patienten 2 h nach Einnahme der Kapseln intramuskulär injiziert. Nach Applikation der Kapseln wird für 24 h der Gesamturin gesammelt und anschließend im nuklearmedizinischen Labor untersucht.

	[57]Co	[58]Co	[57]Co/[58]Co
Normalbereich	14–40	14–40	0,7–1,2
Intrinsic-factor-Mangel	>9	<10	>1,2
Malabsorptionssyndrome, nicht durch Intrinsic-factor-Mangel verursacht	<7	<7	0,7–1,2
Leichte Vitamin-B_{12}-Malabsorption	7–14	7–14	0,7–1,2

Tabelle 2. Referenzwerte des Schilling-Tests

^{75}Se-Homotaurocholsäure-Test (SeHCAT)

Indikationen
Der SeHCAT-Test wird zum Nachweis einer chologenen Diarrhö
bzw. Malabsorption von Gallensäuren (z. B. bei Vagotomie, Chole-
zystektomie, Laktasemangel, Laktoseintoleranz, Sprue, Dünndarm-
ischämie, Ileozökalklappeninsuffizienz, Colon irritabile, Blind-loop-
Syndrom) eingesetzt. Weiterhin dient der Test zum Nachweis einer
Ileumbeteiligung im Rahmen eines Morbus Crohn oder einer radio-
genen Schädigung nach Strahlentherapie. Anhaltende Diarrhöen
können zur Indikationsstellung einer spezifischen Therapie mit
Cholestyramin führen.

Anreicherungsmechanismus
^{75}Se-Homotaurocholsäure ist eine mit Taurin konjugierte künstliche
Trihydroxygallensäure, die an ^{75}Se gebunden ist. Gallensäuren werden zu 95 % aus dem Dünndarm rückresorbiert, 2 % werden fäkal
ausgeschieden, der Rest nach Dekonjugation bzw. Dehydratation aus
dem Dickdarm rückresorbiert. Die Quantitatifizierung ist für die
aktive Rückresorbtion der Trihydroxygallensäuren im terminalen
Ileum spezifisch. So weist eine erhöhte fäkale Ausscheidung dieser
Gallensäuren auf eine Fehlfunktion des terminalen Ileums hin. Die
Aktivität kann sowohl unter der Gammakamera als auch im Ganzkörperzähler gemessen werden. So finden sich 6 h nach Applikation
der Testkapsel 80 % der resorbierten Aktivität in der Gallenblase.
Nach 7 Tagen sollte die Aktivität größer als 15 % sein. Eine Restaktivität von weniger als 8 % spricht mit großer Wahrscheinlichkeit für
ein Gallensäureverlustsyndrom.

Patientenvorbereitung und Untersuchungsablauf
Die Untersuchung sollte mindestens 2 Wochen vorher angemeldet
werden, da das Präparat in der Regel nicht vorrätig ist und bestellt
werden muss. Da während der Messung keine weitere Aktivität oder
Patienten in der Nähe sein dürfen, wird die Untersuchung vor oder
nach allen anderen Untersuchungen durchgeführt. Am ersten Tag
erfolgt die orale Applikation der Kapsel, es folgen Ganzkörpermes-
sungen unter einem Ganzkörperzähler oder an einer unkollimierten
Gammakamera am gleichen Tag (mindestens 3 h später) und an den
darauf folgenden Tagen (Tag 1, 2, 3 und 7).

Eiweißverlustprüfung

Indikationen
Indikationen sind die Eiweißverlustsyndrome (Morbus Crohn, Dünndarmerkrankungen oder Rechtsherzinsuffizienz).

Anreicherungsmechanismus
Verwendet werden $^{131}I/^{125}$PVP oder ^{51}Cr-HSA, das intravenös appliziert wird.

Es erfolgt eine quantitative Bestimmung der Aktivität in den Fäzes über 6 Tage. Gesunde scheiden innerhalb der ersten 4 Tage weniger als 2% der Aktivität mit dem Fäzes aus.

Patientenvorbereitung und Untersuchungsablauf
Eine besondere Vorbereitung ist nicht erforderlich. Am ersten Tag erfolgt die i.v.-Applikation von $^{131}I/^{125}$PVP oder ^{51}Cr-HSA, in den folgenden Tagen wird der Fäzes gesammelt und die Aktivität bestimmt. Zur Quantifizierung sind Verunreinigungen mit Urin zu vermeiden.

H. Palmedo

Mammakarzinom

Szintimammographie

Indikationen
- Verdächtiger Tastbefund und/oder unklarer mammographischer Befund,
- Patientin mit Verdacht auf Lokalrezidiv nach brusterhaltender Operation.

Die Szintimammographie zeigt im Vergleich zur Mammographie eine höhere Spezifität. Beide Verfahren besitzen bei tastbaren Knoten der Brust die gleiche Sensitivität für den Nachweis eines Mammakarzinoms. Im Vergleich zur Sonographie besitzt die Szintimammographie eine geringere Untersucherabhängigkeit. Für Tumoren, die kleiner als 1 cm sind, ist die Sensitivität der Szintimammographie geringer. Besonders bei Patientinnen mit mammographisch dichtem Brustgewebe und tastbarem Knoten ist die Szintimammographie als komplementäre Methode sinnvoll.

Anreicherungsmechanismus
Verwendet wird ^{99m}Tc-MIBI, das sich durchblutungsabhängig über ein membranöses Transportprotein in der Zelle und vor allem in den Mitochondrien anreichert. Die Akkumulation des Tracers ist somit von Durchblutung und Mitochondrienreichtum abhängig. Es zeigt sich eine im Vergleich zum normalen Drüsengewebe vermehrte Anreicherung in bösartigen Tumoren der Brust (Abb. 23), jedoch auch in einzelnen Fällen in Fibroadenomen und entzündlichen Ver-

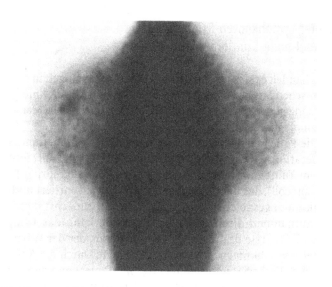

Abb. 23. Planare seitliche Aufnahmen einer Szintimammographie mit ^{99m}Tc-MIBI. Es zeigt sich eine Mehranreicherung im Bereich des unklaren Tastbefundes in der oberen Hälfte der linken Mamma. Histologie: invasiv duktales Mammakarzinom (1,6 cm; pT1cN0)

änderungen der Mamma. Mastopathische Veränderungen des Brustdrüsengewebes zeigen selten eine Traceranreicherung. Beurteilt werden außer den Mammae die Axillae hinsichtlich pathologischer Anreicherungen.

Untersuchungsablauf und Patientenvorbereitung
Die Patientin erhält eine einmalige Bolusinjektion in den zur Brustläsion kontralateralen Arm. 10 min post injectionem werden planare Aufnahmen von jeweils 10-minütiger Dauer von lateral und ventral (evtl. oblique) durchgeführt. In Zweifelsfällen, insbesondere im Bereich der Axillae, kann eine SPECT-Aufnahme durchgeführt werden (Schichtaufnahmen). Die Patientin wird in einer speziellen Vorrichtung so gelagert, dass die Brust frei hängt.

Wächter-Lymphknoten-Szintigraphie (Sentinel-node-Szintigraphie)

Hierbei handelt es sich um ein neues Verfahren, das zurzeit in größeren klinischen Studien evaluiert wird, jedoch unter bestimmten Voraussetzungen schon in der klinischen Routine (kleine pT1-Mammakarzinome) eingesetzt wird.

Die Patienten bedürfen keiner besonderen Vorbereitung. Vor der Operation wird entweder peritumoral oder/und intrakutan über dem Tumor ein radioaktiv markiertes Kolloid gespritzt (z.B. ^{99m}Tc-Nanocoll), das über die Lymphgefäße abtransportiert und im Lymphknoten gespeichert wird. Mit Hilfe von zunächst dynamischen Aufnahmen direkt nach der Injektion kann das Lymphgefäß und der erste drainierende Lymphknoten, der der Wächter-(Sentinel-)Lymphknoten ist, dargestellt werden. Durch die Anfertigung von statischen Szintigrammen (10 min Dauer) und durch den Einsatz einer kleinen Handsonde kann der Sentinel durch die Haut lokalisiert und mit einem wasserfesten Farbstift markiert werden.

Der Operateur kann sich anhand der Markierung eine Vorstellung von der Lage des Sentinels machen und ihn intraoperativ unter Einsatz der Handsonde aufsuchen und entfernen. Der Pathologe untersucht den Sentinel-Lymphknoten und entscheidet, ob er metastasenfrei oder befallen ist. Das Prinzip der Sentinel-node-Biopsie geht davon aus, dass bei negativem Sentinel auch alle übrigen axillären Lymphknoten tumorfrei sind und der Patientin die komplette axilläre Lymphknotendissektion erspart werden kann. Denn diese ist nebenwirkungsreicher als die Sentinel-node-Biopsie und geht in bis zu 30% der Fälle mit erheblichen Nebenwirkungen wie z.B. Lymphödem des Armes einher. Ist der Sentinel hingegen befallen, muss eine komplette axilläre Dissektion erfolgen.

Skelettszintigraphie

Die Skelettszintigraphie mit ^{99m}Tc-markierten Phosphonaten wird zum Nachweis von Knochenmetastasen bei Patienten mit Mammakarzinom bzw. gynäkologischen Tumoren eingesetzt. Besonders beim Staging und in der Nachsorge des Mammakarzinoms hat sich die Skelettszintigraphie sowohl bei symptomatischen wie auch bei asymptomatischen Patientinnen als hoch sensitive, allen anderen Verfahren überlegene Untersuchungsmethode bewährt (s. Kap. 9, „Onkologie").

Ovarialkarzinomantikörper-Szintigraphie

Bei Patientinnen mit einem unklaren Befund in der CT und in der Sonographie kann die Szintigraphie mit speziellen Ovarialkarzinomantikörpern zum Einsatz kommen. Bei Verdacht auf ein Rezidiv kann die Szintigraphie Zusatzinformationen liefern (s. Kap. 9, „Onkologie").

Positronenemissionstomographie

Die PET ist eine effektive Spezialuntersuchung zum Staging und Re-Staging von Patientinnen mit Mammakarzinom und gynäkologischen Tumoren. Als besonders sensitiv (und überlegen zur CT) hat sich die PET im Lymphknotenstaging erwiesen. Sinnvoll ist ihr Einsatz bei unklarem Tumormarkeranstieg oder zweifelhaftem Befund in der radiologischen Diagnostik. Die Methode bietet den Vorteil eines Ganzkörperstagings (s. Kap. 9, „Onkologie").

Hysterosalpingo-Szintigraphie

Die Hysterosalpingo-Szintigraphie kann im Rahmen der Fertilitäts-diagnostik zur Anwendung kommen, wenn die Tubendurchgängigkeit bei einer infertilen Frau bzw. einem infertilen Paar nachgewiesen werden soll. Hierbei werden 5–10 MBq ^{99m}Tc-markiertes MAA in das hintere Scheidengewölbe eingebracht und nach einigen Minuten, 1 und 3 h nach der Applikation planare Aufnahmen des unteren Abdomens angefertigt. Aktivität im Abdominalraum weist die Tubendurchgängigkeit nach.

J. H. Risse, E. Klemm

Hämatologische Fragestellungen gehören zu den ältesten Anwendungen der Nuklearmedizin. Die Untersuchungsfrequenz ist zwar zurückgegangen, aber nach wie vor kann auf die Technik nicht verzichtet werden. Schließlich sind den Erkenntnissen über die Eisenkinetik, die Erythropoese, die Erythrozytenüberlebenszeit und den Ort des Erythrozytenabbaus gerade auch mit Hilfe der Nuklearmedizin Einsichten in den Entwicklungsablauf dieses Zellsystems als pathophysiologische Grundlage der Anämien zu verdanken.

Die Anämien werden unterteilt in:
- Blutbildungsstörungen (Eisenmangelanämien),
- Reifungsstörungen (z. B. megaloblastäre Anämie durch Vitamin-B_{12}- oder Folsäuremangel),
- hämolytische Anämien und
- Blutungsanämien

wobei allerdings Übergänge existieren.

Die in der hämatologischen Nuklearmedizin hauptsächlich verwendeten Isotope sind ^{59}Fe, ^{51}Cr, ^{111}In und ^{99m}Tc. Zusätzlich können mit dem Positronenstrahler ^{52}Fe spezielle Fragestellungen auch in der PET untersucht werden. Wegen der hohen Gammaenergie von ^{59}Fe (1,3 und 1,1 MeV) ist eine bildgebende szintigraphische Darstellung nicht möglich, wohl aber eine Bestimmung der jeweiligen Aktivität aus Blutproben oder Messungen über einzelnen Organen mittels externer Messsonden mit entsprechend dicken Kristallen.

Neben der Eisenkinetik lassen sich somit die Erythrozytenkinetik, die Thrombozytenkinetik, Blutvolumen, Erythrozytenvolumen und Plasmavolumen bestimmen.

Eisenkinetik

Plasmaeisenumsatz

Zur Bestimmung des Plasmaeisenumsatzes wird ^{59}Fe i. v. injiziert. Die Bestimmung der Aktivität in Blutproben, die bis 3 h post injectionem entnommen werden, erlaubt durch Auftragen der Impulsraten gegen die Zeit das Ablesen der Halbwertzeit der Plasmaeisenclearance (der Eisenabwanderung aus dem Blut). Sie liegt bei 70–140 min. Die Gesamteisenmenge lässt sich aus der Plasmaeisenkonzentration und dem Plasmavolumen errechnen. Mit Hilfe der bestimmten Halbwertzeit ergibt sich daraus der Plasmaeisenumsatz, der bei 0,45–0,90 mg/Tag mal 100 ml Vollblut liegt.

Utilisationsrate

Der nun folgende Einbau des radioaktiven, injizierten Eisens kann durch weitere Aktivitätsmessungen aus Blutproben in den nächsten 14 Tagen bestimmt werden. Als Utilisationsrate wird der Anteil des radioaktiven Eisens bezeichnet, der zu einem bestimmten Zeitpunkt in den Erythrozyten lokalisiert ist (bezogen auf die injizierte Aktivität). Ihr Maximum ist nach 7–10 Tagen erreicht und liegt bei 70–90% der injizierten Aktivität.

Eisenumsatz in einzelnen Organen

Während die Messung des Plasmaeisenumsatzes eine allgemeine Aussage über das allmähliche Verschwinden des Plasmaeisens aus dem Blut gestattet, ist eine Lokalisationsbestimmung des Eisenumsatzes nur durch externe Messungen der Impulsraten über verschiedene Organe möglich: Milz, Leber, Os sacrum für das Knochenmark und Herz. Die Messungen erfolgen über 2 Wochen. Normalerweise zeigen die Impulsratenkurven einen schnellen Einbau des injizierten ^{59}Fe in das Knochenmark, der nach 4–8 h sein Maximum erreicht. Diesem folgt ein Abfall der Kurve über dem Kreuzbein als

Ausdruck der Ausschwemmung markierter Erythrozyten aus dem Knochenmark. Der Ausgangswert wird nach 6 – 8 Tagen erreicht. Die Aktivitätskurven über Leber und Milz zeigen währenddessen einen spiegelbildlichen Verlauf.

Abweichungen vom typischen Verlauf erlauben Aussagen über Ort und Effizienz der Erythropoese, extramedulläre Erythropoese und Erythrozytensequestration.

Indikationen
Die Bestimmung des Eisenumsatzes kann bei Anämien unterschiedlicher Genese von Bedeutung sein.

Erythrozytenkinetik

Erythrozytenüberlebenszeit

Erythrozyten haben eine mittlere Lebensdauer von 115 – 120 Tagen. Mittlere Überlebenszeit und Hauptabbauort können nach Reinjektion patienteneigener, mit 6-wertigem ^{51}Cr markierter Erythrozyten bestimmt werden. Aufgrund der Halbwertzeit des Isotops sind Blutentnahmen über etwa 2 Wochen erforderlich. Das beim Abbau der Erythrozyten frei werdende, nun 3-wertige Chrom wird nicht erneut von den Erythrozyten metabolisiert, sondern renal ausgeschieden, sodass ein exponentieller Abfall der gemessenen Aktivität zu beobachten ist, aus dem sich die *mittlere Erythrozytenüberlebenszeit* berechnen lässt.

Lokalisation des Erythrozytenabbaus

Der Abbauort lässt sich durch Messungen jeweils über Milz, Leber und Herz (letzeres als Maß für den Blutpool) bestimmen. So ist z. B. bei überwiegendem Abbau in der Milz – bei erworbenen, hämolytischen Anämien – der Leber-Milz-Quotient erniedrigt.

Thrombozytenkinetik

Die maximale Lebenszeit der Thrombozyten liegt bei etwa 12 Tagen. Die Messung kann wie bei der Bestimmung der Erythrozytenlebenszeit mit ^{51}Cr, ^{99m}Tc oder ^{111}In durchgeführt werden. Die Markierung ist insgesamt sehr aufwändig, da die Erythrozyten das Isotop um ein Vielfaches mehr binden als die Thrombozyten, sodass diese isoliert werden müssen, bevor die Markierung erfolgen kann. Nach Reinfusion erfolgen Messungen aus Blutproben, die über 10 Tage entnommen werden. Aus dem Abfall der Impulsrate lässt sich die Thrombozytenlebenszeit bestimmen.

Zur Ermittlung des Thrombozytenabbauortes werden Thrombozyten aus dem Blut des Patienten markiert und reinjiziert. Vor der Untersuchung muss die Thrombozytenzahl bekannt sein, denn bei einem Gehalt von weniger als 30 000 Thrombozyten/mm³ muss wegen der im Vergleich zu Erythrozyten relativ geringen Aufnahme des Isotops in die Thrombozyten Spenderblut verwendet werden. Neben Blutentnahmen, aus deren Aktivitätsverlauf die Thrombozytenüberlebenszeit berechnet werden kann, werden statische Aufnahmen der Milz und Leber bis 3 Tage nach Injektion angefertigt. Aus dem Aktivitätsverhältnis Leber/Milz ergibt sich der Hauptabbauort der Thrombozyten.

Indikationen
Die Bestimmung der Thrombozytenüberlebenszeit, vor allem bei Thrombopenien, und des Abbauorts der Thrombozyten (Hypersplenismus) sowie die Therapiekontrolle der Thrombopenie sind Indikationen für die Bestimmung der Thrombozytenüberlebenszeit.

Blutvolumen, Erythrozytenvolumen und Plasmavolumen

Der Volumenbestimmung liegt die Isotopenverdünnungsanalyse zugrunde: Injiziert man eine bekannte Aktivitätsmenge in einem bestimmten Volumen in ein anderes, unbekanntes Volumen, so lässt sich die Aktivitätskonzentration in diesem unbekannten Volumen durch Bestimmung der Impulsrate pro Volumeneinheit bestimmen.

Da die Aktivitätsmenge dieselbe ist, lässt sich daraus das unbekannte Volumen berechnen.

Zur Bestimmung des Plasmavolumens wird ^{99m}Tc- oder ^{123}I-markiertes Humanserumalbumin verwendet. Das Gesamtblutvolumen ergibt sich aus der Summe der beiden genannten Größen oder aus Erythrozyten- oder Plasmavolumen mit Hilfe des Hämatokrits.

Indikationen

Blut- und vor allem Erythrozytenvolumenbestimmungen spiegeln die Schwere einer Polyzythämie wider und spielen bei der Dosisberechnung einer Radiophosphortherapie eine Rolle.

Das Plasmavolumen ist bei Blutverlust, Verbrennungen und schwerer Exsikkose erniedrigt. Seine Messung unterstützt die Therapiekontrolle.

Eine besondere Bedeutung hat die Indikationsstellung zur Splenektomie bei hämolytischen Anämien mit unbekanntem Abbaumechanismus (Differenzierung intravasale Hämolyse/bevorzugte Sequestration von Erythrozyten in der Milz). Bei der Indikationsstellung zur Splenektomie bei hämolytischer Anämie ist zu berücksichtigen, dass die Milz nicht nur der bevorzugte Ort der Erythrozytensequestration, sondern in einigen Fällen auch der Hämatopoese ist. Um beide Aspekte zu erfassen, ist eine simultane Bestimmung der Erythrozyten- und Eisenkinetik möglich, jedoch aufwändig. Sie beruht auf den unterschiedlichen Energien von ^{51}Cr und ^{59}Fe sowie ihrer dadurch möglichen getrennten Messung.

H. Palmedo

Koronare Herzerkrankung (KHK)

Ischämie

Indikationen

Nachweis und Lokalisation einer Ischämie in folgenden Fällen:

- Patienten mit mittlerer Prävalenz einer KHK (pathologisches Belastungs-EKG bei fehlender Angina-pectoris-Symptomatik oder umgekehrt),
- hämodynamische Relevanz von grenzwertigen, koronarangiographisch nachgewiesenen Stenosen (50%),
- Diskrepanz zwischen Koronarbefund und klinischer Symptomatik,
- vor Angioplastie (Ballondilatation, Stentimplantation), vor allem bei Zustand nach Myokardinfarkt zur Indikationsfestigung,
- nach Angioplastie zur Kontrolle des Therapieerfolges.

Anreicherungsmechanismus und Tracer

Am gebräuchlichsten sind so genannte *Perfusionstracer*, die sich durchblutungsabhängig im Myokard anreichern. Verwendet werden das ^{201}Tl-Chlorid, ^{99m}Tc-MIBI und ^{99m}Tc-Tetrofosmin. In den ersten Minuten nach der Injektion akkumulieren entsprechend der regionalen Durchblutung des Herzens die Tracer in der Herzmuskelzelle. Das ^{201}Tl-Chlorid ist ein Kaliumanalogon und wird über entsprechende Membrankanäle bis zum Erreichen eines Gleichgewichtes zwischen Myokard und Blut in die Zelle aufgenommen. ^{99m}Tc-MIBI und ^{99m}Tc-Tetrofosmin werden über ein Transportprotein in Abhängigkeit vom elektrischen Membranpotenzial in der Zelle und vor allem in den Mitochondrien angereichert. Die Aufnahme der genannten Tracer in die Zelle setzt somit eine intakte Membran bzw. vitales Gewebe voraus. Während ^{201}Tl nach einigen Stunden wieder aus der Zelle herausgeschleußt wird („wash-out"), verweilen ^{99m}Tc-MIBI/Tetrofosmin über mehrere Stunden in unveränderter Konzentration im Myozyten. Daher sind beim ^{201}Tl nur eine Injektion, beim ^{99m}Tc-MIBI/Tetrofosmin hingegen zwei Injektionen (Ruhe und Belastung) nötig. ^{99m}Tc-MIBI/Tetrofosmin besitzen aufgrund des Energiespektrums von ^{99m}Tc den Vorteil besserer physikalischer Eigenschaften im Vergleich zu ^{201}Tl und sind somit für die nuklearmedizinische Bildgebung günstiger. [201]Tl ist von Vorteil, wenn gleichzeitig neben der Untersuchung mit der Indikation KHK der Nachweis von vitalem Myokard erfolgen soll.

Eine weitere Substanzgruppe stellen die Fettsäuren dar, an die das Isotop ^{123}I gekoppelt ist (z. B. ^{123}I-IPPA). ^{123}I-IPPA ist in erster Linie ein metabolischer Tracer, da freie Fettsäuren als Hauptenergielieferant des Myokards entsprechend der regionalen Stoffwechselaktivität im Herzmuskel akkumulieren. Dort werden sie in den Mitochondrien der β-Oxidation zugeführt. Wie das ^{201}Tl wird auch ^{123}I-IPPA in den ersten Stunden nach der Injektion wieder aus dem Myozyten herausgeschleust. Zur Anhebung des Laktatspiegels werden die Patienten einer leichten Belastung zugeführt, beim Gesunden maximal 75 Watt. Eine Untersuchung ohne Belastung ist möglich. Ein Nachteil von ^{201}Tl und ^{123}I-IPPA ist die im Vergleich zu [99m]Tc höhere Strahlenbelastung.

Prinzipiell erfolgt bei allen Tracern ein Vergleich der Aktivitätsanreicherung im Myokard in Stress- und Ruheaufnahmen, also der Perfusion unter Belastung und in Ruhe (Abb. 24 a, b, 25).

Untersuchungsablauf und Patientenvorbereitung
Da die Patienten meist fahrradergometrisch belastet werden, muss der Patient nüchtern sein. Betablocker sollten 2 Tage im Voraus, alle übrigen Herzmedikamente (Nitro, Kalziumantagonisten etc.) am Morgen der Belastung abgesetzt werden. Die Belastung erfolgt in der Regel mit dem Fahrrad und entsprechend der Abbruchkriterien des klassischen Belastungs-EKG (Notfallausrüstung einschließlich Defibrillator muss vorhanden sein). Unter Blutdruck- und Pulskontrolle sowie EKG-Monitoring erfolgt eine submaximale Belastung des Patienten (Faustformel für maximale Herzfrequenz = 200 –

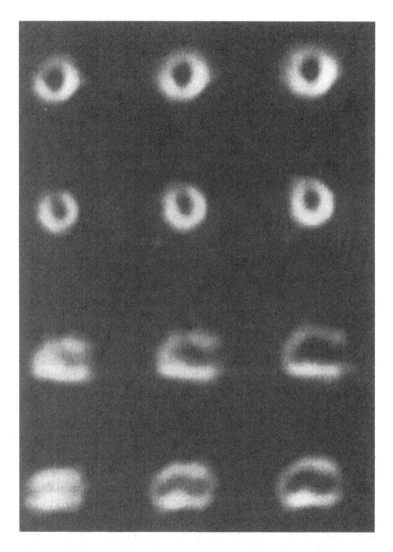

Abb. 24 a. Belastungsinduzierte Ischämie in Vorderwand und anteriorem Septum.
a Kurz- und Langachsenschnitte des Myokards unter Belastung (*1. und 3. Reihe*)
und Ruhe (*2. und 4. Reihe*, Redistribution) nach Injektion von 74 MBq (2 mCi) ²⁰¹Tl.
Unter Belastung zeigt sich eine Minderanreicherung, in den Ruheaufnahmen eine
regelrechte Traceranreicherung (Redistribution) in der Vorderwand und an dem
anterioren Septum

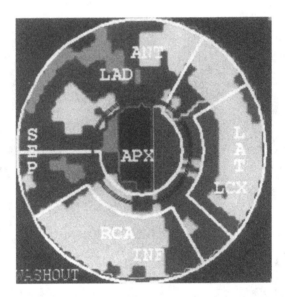

Abb. 24 b. In der quantitativen Auswertung („bull's eye") zeigt sich ebenfalls ein pathologisch verminderter Wash-out des ²⁰¹Tl septal und in der Vorderwand (*dunkle Bereiche*)

Lebensalter, variiert in Abhängigkeit vom Gesundheitszustand). Zum Zeitpunkt der maximalen Belastung erfolgt die i. v.-Injektion des Tracers (²⁰¹Tl, ⁹⁹ᵐTc-MIBI etc.) und im Anschluss muss der Patient für 1 min weiter belastet werden.

Zur Erstellung der Stressaufnahmen werden entweder direkt danach (²⁰¹Tl) oder 0,5–1 h post injectionem (⁹⁹ᵐTc-MIBI/Tetrofosmin) Schichtaufnahmen mit der Gammakamera (SPECT) für die Dauer von ca. 15 min angefertigt. Nach einer 3-stündigen Pause, während der der Patient eine leichte Mahlzeit zu sich nehmen darf, erfolgt wiederum eine identische SPECT-Aufnahme unter Ruhebedingungen. Im Gegensatz zum ²⁰¹Tl muss beim ⁹⁹ᵐTc-MIBI/Tetrofosmin vor diesen zweiten Aufnahmen eine 2. Injektion in Ruhe mit höherer Aktivität erfolgen. Da sich die Tracerverteilung im Myokard beim ²⁰¹Tl in den Stunden nach der Injektion ändert (Wash-out), kann ohne zweite Injektion 3 h post injectionem eine so genannte Redistributionsaufnahme durchgeführt werden. Ein in der Stressaufnahme zu findender Speicherdefekt müsste im Falle einer KHK in

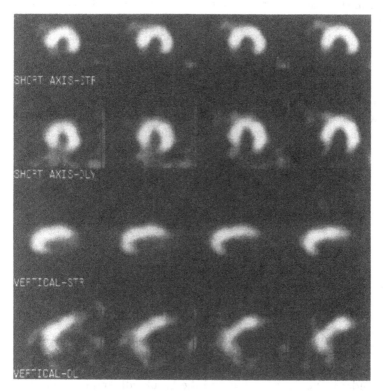

Abb. 25. Transmurale Myokardnarbe ohne Vitalitätsnachweis in der Hinterwand sowie belastungsinduzierte Ischämie inferoseptal und posterolateral. In den Kurz- und Langachsenschnitten zeigt sich eine fehlende ^{201}Tl-Anreicherung in der Hinterwand. In den Kurzachsenschnitten zeigt sich inferoseptal und posterolateral eine Redistribution

der Redistributionsaufnahme verschwinden. Nur bei persistierendem Defekt und keinem bekannten Infarktereignis muss eine Reinjektion, also ebenfalls eine 2. Injektion, mit anschließender SPECT erfolgen. Die Szintigraphie mit ^{99m}Tc-MIBI/Tetrofosmin kann an einem oder zwei Tagen durchgeführt werden (Eintages o. Zweitagesprotokoll).

Die *Fettsäureszintigraphie* ist besonders für Patienten geeignet, die nicht belastbar sind. Die Untersuchung kann nur durchgeführt werden, wenn der Patient nüchtern ist. Nach einmaliger Injektion erfolgen Stress- und Ruhe-SPECT in 15-min-Abstand. Die semiquantitative Analyse der Szintigramme kann zusätzliche Informationen liefern.

Alternativ zur fahrradergometrischen Belastung kann bei fehlender körperlicher Belastbarkeit (z. B. Arthrose, Amputation etc.) eine pharmakologische Belastung mit Dipyridamol oder Adenosin eingesetzt werden. Diese Pharmaka erhöhen im gesunden Gefäß den Blutfluss um das 3- bis 5fache und führen dadurch im kranken, bereits maximal dilatierten Koronargefäß zu einem „Steal-Effect".

Myokardinfarkt (MI)

Indikationen

- Vitalitätsnachweis bei Zustand nach MI (Differenzialdiagnose: Narbe, Stunning, Hibernating),
- Ischämienachweis bei Zustand nach MI,
- Patient mit linksventrikulärer Dysfunktion.

Bisher ist die Myokardszintigraphie die sensitivste Methode zum Nachweis von vitalem bzw. winterschlafendem („hibernating"), also vitalem aber akinetischem, Myokard. Die PET gilt dabei als Goldstandard. Die Sonographie und die Lävokardiographie können hypo- und akinetisches Myokard nachweisen, jedoch nicht zwischen Narbe und winterschlafendem Myokard differenzieren. Die Stressechokardiographie scheint der Szintigraphie gleichwertige Ergebnisse zu liefern, besitzt allerdings eine hohe Untersucherabhängigkeit und ist technisch schwierig durchzuführen.

Anreicherungsmechanismus und Tracer

Der gebräuchlichste Tracer zum Nachweis von vitalem Myokard ist ^{201}Tl (Anreicherungsmechanismus s. Abschnitt KHK). Die Akkumulation von ^{201}Tl setzt eine intakte Herzmuskelzelle voraus. Somit gilt eine ^{201}Tl-Aktivitätsanreicherung in einem fraglich infarzierten, akinetischen oder hypokinetischen Myokardabschnitt als Nachweis von vitalem Myokard („hybernating", „stunning"). Der Nachweis von vitalem Myokard ist eine wichtige Entscheidungshilfe bei der

Frage, ob der Patient einer Angioplastie oder einer Bypassoperation zugeführt werden soll. Insbesondere bei Patienten mit einer schlechten linksventrikulären Pumpfunktion und somit erhöhtem Operationsrisiko ist dies von Bedeutung.

Die Hinterwand stellt bei der ^{201}Tl-Szintigraphie wegen der starken Strahlenschwächung eine Problemzone dar. ^{99m}Tc-markierte Tracer scheinen weniger geeignet zum Vitalitätsnachweis.

Der beste Vitalitätsnachweis gelingt mit ^{18}F-Desoxyglukose (FDG). Da es sich um einen Positronenstrahler handelt, ist eine spezielle Kamera erforderlich, der Positronenemmissionscomputertomograph. Zurzeit ist die PET aufgrund der Kosten und den Produktionsbedingungen der FDG nur bestimmten Zentren vorbehalten, in der Regel Unikliniken. Die radioaktive Desoxyglukose wird wie ihre Muttersubstanz Glukose in die Herzmuskelzelle transportiert und in Abhängigkeit vom Enzym Hexokinase phosphoryliert. Im Gegensatz zur Muttersubstanz wird die FDG nicht weiter verstoffwechselt, sondern unverändert intrazellulär festgehalten („metabolic trapping"). Auch dieser Mechanismus setzt einen intakten Myozyten voraus. Stunning bzw. hibernierendes Myokard zeigen eine normale bis gesteigerte FDG-Aufnahme.

Patientenvorbereitung und Untersuchungsablauf

Erfolgt die Untersuchung mit ^{201}Tl und soll zusätzlich ein Ischämienachweis erfolgen, wird die Untersuchung nach dem oben genannten Protokoll durchgeführt (s. Kapitel Ischämie; Stress-, Redistributions- und Reinjektionsaufnahme). Ist nur der Nachweis von vitalem Myokard gefragt, reicht eine ^{201}Tl-Ruheinjektion mit Früh- und Spätaufnahmen nach 4 h.

Erfolgt die Untersuchung mit FDG muss für eine suffiziente Aufnahme der Desoxyglukose im Myozyten gesorgt werden, da das Myokard den Energiebedarf unter Normalbedingungen zum größten Teil durch Fettsäuren deckt. Daher erhalten die Patienten beim Vitalitätsnachweis mittels PET zusätzlich zur Injektion von FDG i. v. oder oral eine Insulin-Glukose-Lösung („FDG-load"). Nach Kontrolle des Blutzuckers erfolgen Schichtaufnahmen des linken Ventrikels (PET). In der Regel wird zusätzlich eine ^{99m}Tc-MIBI-Szintigraphie zur Dokumentation der Perfusion durchgeführt.

Herzinsuffizienz

Anreicherungsmechanismus

Vom Patienten gewonnenes Blut wird in einer kombinierten In-vivo-/In-vitro-Methode mit ^{99m}Tc-DTPA markiert. Die nach Reinjektion zirkulierenden, autologen Erythrozyten ermöglichen mit Hilfe der Gammakamera die Visualisierung des Blutflusses im linken Ventrikel (Radionuklidventrikulographie/RNV). Ähnlich wie nach der Gabe von Kontrastmittel kann die Herzwandbewegung des linken Ventrikels beurteilt und die Ejektionsfraktion in Ruhe und unter Belastung bestimmt werden. Zur Erstellung einer visualisierten, kompletten Herzaktion von Systole zu Diastole ähnlich einem Lävokardiogramm werden EKG-gesteuert Szintigramme, die dem gleichen Abschnitt des Herzzyklus entspechen, vom Computer „gesammelt" und überlagert, bis von jedem Abschnitt eine ausreichende Anzahl von Bildern vorliegt.

Patientenvorbereitung und Untersuchungsablauf

Bei der kombinierten In-vivo-/In-vitro-Methode erhält der Patient zunächst eine i. v.-Injektion von einigen Millilitern DTPA zur Markierungsvorbereitung der Erythrozyten in vivo. 20 min post injectionem werden dem Patienten ca. 10 ml heparinisiertes und mit ^{99m}Tc-markiertes Blut entnommen. Mittels Zentrifuge wird ein Erythrozytenkonzentrat gewonnen, das mit physiologischer NaCl-Lösung aufgeschwemmt und reinjiziert wird. Nach Anlegen eines getriggerten EKG erfolgt die Aufnahme mit der Gammakamera in Ruhe und ggf. unter Belastung.

C. Menzel

Blut-Hirn-Schranke

Prinzip
Applikation eines Radiopharmakons, das normalerweise die intakte Blut-Hirn-Schranke nicht passieren kann.

Radiopharmakon
^{99m}Tc-Pertechnetat oder ^{99m}Tc-DTPA.

Technik
Schilddrüsenblockade mit Irenat. Darstellung der arteriellen Einstromphase nach Bolusinjektion des Tracers über die 1. Minute zum Nachweis von Seitenasymmetrien beider Hemisphären. Planare, dynamische Aufnahmen in ventraler Projektion. Anschließend SPECT-Untersuchung etwa ab 10 min post injectionem zum direkten Nachweis eines Traceräbertritts in das Hirnparenchym. Dauer der SPECT je nach verwendeter Kamera etwa 30 min.

Verfügbarkeit
Ständig verfügbar.

Vorbereitung
Keine Vorbereitung erforderlich.

Indikationen
Die Technik hat sich seit der klinischen Verfügbarkeit der MRT relativiert. Indikationen verbleiben lediglich bei unklaren CT- und MRT-Befunden im Rahmen der Differenzialdiagnostik zerebraler Raumforderungen oder zerebrovaskulärer Prozesse.

Zerebrale Perfusion (SPECT)

Prinzip
Modell der chemischen Mikrosphäre, wobei ein primär lipophiles Radiopharmakon appliziert wird, das nach perfusionsabhängiger intrazerebraler Verteilung die Blut-Hirn-Schranke passiert und in der Nervenzelle in hydrophile Metabolite gespalten wird.

Radiopharmakon
^{99m}Tc-HMPAO oder ^{99m}Tc-ECD.

Technik
Bei Verwendung des HMPAO Beginn der SPECT etwa 10 min nach i.v.-Injektion, bei Verwendung des ECD Beginn etwa 45 min nach der Injektion, da Letzteres einen deutlichen „Weichteil-wash-out" aufweist und damit der Bildkontrast wesentlich zu steigern ist. Dauer der anschließenden SPECT etwa 30 min.

Verfügbarkeit
Ständig verfügbar.

Vorbereitung
Keine Vorbereitung erforderlich.

Indikationen
Im Fall des akuten ischämischen Insults sind entsprechende Durchblutungsstörungen unmittelbar nachweisbar, d.h. vor nachweisbaren morphologischen Veränderungen. In der subakuten Phase zeigen die genannten Tracer Unterschiede. Während mit HMPAO eine evtl. vorhandene Luxusperfusion im Periinfarktareal darstellbar ist, zeigt sich bei Verwendung des ECD in dieser Phase bereits das Ausmaß bzw. Areal des voraussichtlich untergehenden Gewebes. In der chronischen Phase des ischämischen Insults und im Rahmen der Untersuchung von Risikopatienten vor einem Insult sind beide Tracer kompatibel zur Abschätzung des Risikos eines Zweitinsults bzw. zur

Erkennung eines bestehenden Insultrisikos einsetzbar. Die Untersuchung wird wesentlich verbessert durch die zusätzliche Austestung der zerebralen Perfusionsreserve nach Gabe von Azetazolamid.

Die Untersuchung ist wesentlich sensitiver als die Dopplersonographie, auch weil funktionelle Auswirkungen ggf. stenosierter mittelgroßer oder kleiner Arterien auf das Hirnparenchym direkt nachgewiesen werden können. Alternativ zur Azetazolamid-Applikation kann auch eine CO_2-Inhalation durchgeführt werden.

Alternativen

Untersuchungen der zerebralen Perfusion mit Amphetaminen bzw. Amphetaminderivaten oder der ^{133}Xe-Zerebrographie werden teilweise ebenfalls durchgeführt. Gegenüber der HMPAO-SPECT haben Amphetamine allerdings den Nachteil, dass das verwendete Isotop (^{123}I) im Vergleich zum Technetium relativ ungünstige Nuklideigenschaften (z. B. Halbwertzeit) aufweist und es als Zyklotronprodukt außerdem nicht ständig verfügbar ist. Zusätzlich konnte bislang eine höhere Sensitivität bei Verwendung von Amphetaminderivaten im Vergleich zur HMPAO-SPECT (ca. 99 %) nicht nachgewiesen werden.

Die ^{133}Xe-Zerebrographie weist den Vorteil der Quantifizierbarkeit auf. Die Methode lässt sich auch mit stabilem Xenon und in der Röntgen-CT anwenden. Der wesentliche Nachteil für die CT mit stabilem Xenon, die zusätzlich für den Patienten subjektiv sehr unangenehm ist, liegt in der hier methodisch bedingten Änderung der zerebralen Perfusion.

Diagnostik spezifischer zerebraler Funktionen

Die Methode befindet sich zurzeit noch weitgehend in der klinischen Erprobung bzw. Entwicklung. Hier sollen lediglich die derzeit relativ einfach durchführbaren Ansätze kurz dargestellt werden. Wichtig ist die Feststellung, dass immer neben der Stimulationsuntersuchung auch eine Ruhe- oder Baseline-Studie erforderlich ist. Dabei bestehen zwischen der SPECT und der PET insofern Unterschiede, als mit der SPECT beide Untersuchungen aneinander anschließend durchführbar sind, bei der PET aber ein zweizeitiges Vorgehen erforderlich ist.

Primär motorischer Kortex

Prinzip

Stimulation des primären motorischen Kortex über spezifische motorische Aufgaben, die über eine Zeitraum von etwa 30 min durchzuführen sind. Insbesondere bei diesen Fragestellungen hat sich die PET mit ^{18}F-markierter Desoxyglukose (FDG) bewährt, da das Hirn seinen Energiestoffwechsel wesentlich mit der Glukoseutilisation deckt. FDG zeigt eine relativ langsame Anreicherungskinetik, was allerdings bei diesen Fragestellungen teilweise vorteilhaft ist.

Radiopharmakon

^{18}F-Desoxyglukose (FDG).

Technik

Beginn der Untersuchung 30 min nach i.v.-Tracerinjektion, zwischenzeitlich Durchführung der entsprechenden Stimulation („handcuffs" etc.). Dauer der Datenakquisition abhängig vom Untersuchungsprotokoll bis zu 60 min.

Verfügbarkeit

Begrenzt verfügbar.

Es handelt sich um ein Zyklotronprodukt mit relativ kurzer physikalischer Halbwertzeit. Daher müssen diese Untersuchungen mindestens 1 Tag vor der geplanten Durchführung terminiert werden, und der Patient sollte am Untersuchungstag pünktlich zur Untersuchung erscheinen.

Vorbereitung

Der Patient muss nüchtern zur Untersuchung kommen, sonst ist keine Vorbereitung erforderlich.

Cave: Diabetiker! Diese Patienten sollten unter stabilem Blutzucker untersucht werden, also reguläre Medikation und reguläre Einnahme der Zwischenmahlzeiten.

Indikationen

Da sich die Methode bei diesen Indikationen im Rahmen der klinischen Diagnostik zurzeit noch in der klinischen Erprobung befindet, können noch keine gesicherten Indikationen genannt werden. Im Falle des primär motorischen Kortex kann aber z. B. die prächirurgische Abgrenzung eines Tumors mit intrinsisch hohem Glukosestoffwechsel vom Motorkortex die weitere Strategie beeinflussen.

Lateralisation des Sprachzentrums

Prinzip und Technik analog bzw. adaptiert gemäß S. 78. Die Indikation kann künftig in der prächirurgischen Lateralisation bzw. Lokalisation des Sprachzentrums bestehen, z. B. im Rahmen der prächirurgischen Untersuchung von Patienten mit Temporallappenepilepsie und zur Vermeidung bzw. Ergänzung des Wada-Tests. Zur Lateralisation des Sprachzentrums kann möglicherweise zukünftig auch die SPECT verwandt werden.

Stimulation der Sehrinde

Bei dieser Indikation können die FDG-PET und die rCBF-SPECT (z. B. mit HMPAO) alternativ eingesetzt werden, auch wenn die SPECT aufgrund der schnelleren Anreicherungskinetik des Radiopharmakons und bei guter Photostimulierbarkeit der Sehrinde deutliche Vorteile aufweist. Technik, Verfügbarkeit und Vorbereitung entsprechend den genannten Methoden. Indiziert ist diese Untersuchung zum Nachweis bzw. Ausschluss von Sehstörungen kortikaler Genese bzw. bei kortikaler Blindheit.

Entzündliche Hirnerkrankungen

Verwandt wird in der Regel ein Tracer zur Darstellung der regionalen zerebralen Perfusion (rCBF) mittels SPECT, wie z. B. das ^{99m}Tc-HMPAO. Alternativ kann ebenfalls die FDG-PET verwandt werden. Zu Details hinsichtlich der technischen Durchführung und Patientenvorbereitung, s. S. 76 (SPECT) bzw. S. 78 (PET).

Enzephalitis

Nachweis einer regionalen Hyperperfusion, z. B. temporal im Rahmen des akuten Stadiums einer Herpes-simplex-Enzephalitis. Später sind vor allem Areale verminderter Perfusion darstellbar. Dabei scheint die Methode nur in der initialen Frühphase der Erkrankung von Wert, da die MRT ebenfalls relativ frühzeitig pathologische Signalintensitäten nachzuweisen vermag und diese auch die Methode der Wahl zur weiteren Kontrolle unter Therapie darstellt.

Zerebrale HIV-Erkrankung

Patienten mit zerebraler HIV-Erkrankung weisen häufig erhebliche Störungen der regionalen zerebralen Perfusion auf. Dabei erscheinen insbesondere die Temporal- und Parietallappen, seltener auch der rechte Frontallappen betroffen, die im Perfusionsmuster der Alzheimer-Demenz ähnlich sind. In der Frühphase der Erkrankung kommt es häufig zu multiplen kleinen Perfusionsdefekten, die deutlich früher als mit der MRT bzw. CT oder unter Zuhilfenahme klinischer Symptome darstellbar sind. Die Feststellung bzw. der Ausschluss einer zerebralen Manifestation der Erkrankung kann dabei von erheblicher Bedeutung hinsichtlich des weiteren Vorgehens bei diesen in der Regel jungen Patienten sein.

Vaskulitiden

Die klinische Diagnose einer Vaskulitis bzw. einer Autoimmunerkrankung wird in der Regel zu diesem Zeitpunkt nicht von einer neurologischen Symptomatik dominiert. Bei verbesserten therapeutischen Möglichkeiten stellt aber die Manifestation einer Vaskulitis an hirnversorgenden Arterien eine erhebliche Bedrohung für den Patienten hinsichtlich der Entwicklung ischämischer Insulte oder anderer, z.B. psychiatrischer, Erkrankungen dar. Diese Problematik wird noch verstärkt durch die Tatsache, dass es sich häufig um junge Patienten handelt. Dabei kann die frühzeitige Diagnose über entsprechende therapeutische Ansätze hinsichtlich Immunsuppressiva,

Abb. 26 a, b. Transaxiale Emissionstomogramme (^{99m}Tc-HMPAO) einer 35-jährigen Patientin mit Sneddon-Syndrom. Deutlich erkennbar sind ein links frontaler Perfusionsdefekt sowie multiple, u. a. bifrontale Zonen verminderter Perfusion

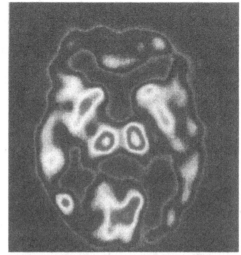

a

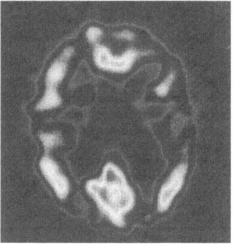

b

Rheologika oder lediglich des Ausschaltens von Risikofaktoren die Prognose des Patienten entscheidend verbessern.

Die Untersuchung erfolgt mit der ^{99m}Tc-HMPAO- oder -ECD-SPECT (Abb. 26 a, b). Technisch und hinsichtlich der Patientenvorbereitung sei auf S. 76 verwiesen. Dabei kann die Sensitivität der Methode durch die zusätzliche Belastung der zerebralen Perfusionsreserve mit Azetazolamid wesentlich verbessert werden.

Prionenerkrankungen

Prionenerkrankungen haben in der letzten Zeit wesentlich an Bedeutung im Rahmen der klinischen Differenzialdiagnose neurodegenerativer Erkrankungen zugenommen. Mittels rCBF-SPECT und auch mit der FDG-PET lassen sich hier meist deutlich vor dem Auftreten morphologischer Befunde (MRT) Perfusions- und Stoffwechselstörungen nachweisen.

Creutzfeldt-Jakob-Krankheit (CJD)

Für die okzipitoparietale Variante der CJD, Typ Heidenhein, sind korrespondierende Perfusions- und Metabolismusstörungen okzipital sowie im benachbarten parietotemporalen Kortex beschrieben worden. Dabei haben die nuklearmedizinisch-funktionellen Verfahren weniger eines pathognomonischen Befundmusters halber, als vielmehr wegen des optionalen Ausschlusses anderer Erkrankungen ähnlicher klinischer Frühsymptome ihre Bedeutung.

Der Untersuchungsablauf für die SPECT und die PET ist mit den vorgenannten Protokollen identisch.

Epilepsie

Hirndurchblutung

Verwendet werden analog zu S. 76 Tracer, die nach dem Modell der chemischen Mikrosphäre zur Darstellung der regionalen zerebralen Perfusion geeignet sind. Dabei kommen derzeit die ^{99m}Tc-mar-

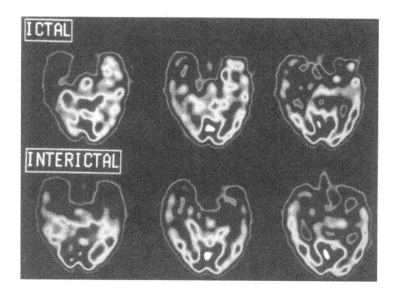

Abb. 27. Transaxiale, temporal angulierte SPECT $^{(99m}$Tc-ECD) bei Temporallappenepilepsie. Die iktale Untersuchung (*obere Reihe*) zeigt eine links temporale Mehranreicherung, die mesial deutlich betont ist. Die interiktale Untersuchung (*untere Reihe*) zeigt dagegen einen links temporomesialen Perfusionsdefekt

kierten Radiopharmaka HMPAO und ECD zum Einsatz. Speziell im Rahmen der Epilepsiediagnostik stellt aber derzeit die wesentlich längere In-vitro-Stabilität des ECD und damit dessen sofortige Verfügbarkeit einen besonderen Vorteil dar.

Interiktale Untersuchung (Abb. 27, 28)

Zum Nachweis einer regionalen zerebralen Minderperfusion im sicher interiktalen Zustand geeignet. Da Anfälle, wenn auch sehr selten, zu relativ lang anhaltenden Störungen der zerebralen Perfusion führen können, wird im Sinne eines klinisch durchführbaren Kompromisses eine mindestens 6-stündige Anfallsfreiheit vor der Tracerinjektion gefordert. Idealerweise erfolgt die Injektion, zum Ausschluss subklinischer epileptischer Aktivität, unter EEG-Kontrolle. Verglichen mit morphologischen Methoden (insbesondere der MRT) hat die rCBF-SPECT eine höhere Sensitivität, die bei Verwen-

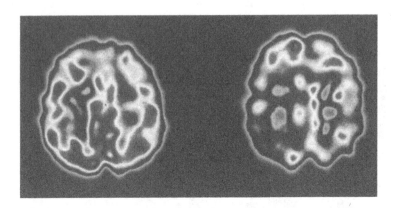

Abb. 28. Transversale SPECT (^{99m}Tc-ECD) bei Frontallappenepilepsie. Die inter-iktale Untersuchung (*links*) zeigt rechts frontopolar eine Zone verminderter Per-fusion, die sich in der iktalen Untersuchung (*rechts*) umschrieben hyperfundiert darstellt

dung moderner SPECT-Systeme heute etwa bei 80–85% liegt. Ursächlich wird angenommen, dass eine neuronale Funktionsstö-rung oder eine kleine, MR-tomographisch nicht nachweisbare Lä-sion in der SPECT durch ihren dysfunktionalen Einfluss auf unmit-telbar umgebendes Gewebe darstellbar wird. Bei MR-tomographi-schem Nachweis einer Läsion wird diese in der Regel auch mittels SPECT dargestellt.

Indikationen für die interiktale rCBF-SPECT ergeben sich sowohl bei unauffälligem MRT-Befund zum Nachweis einer poten-ziellen Fokuslokalisation als auch bei eindeutigem MRT-Befund, und zwar hier zum Ausschluss weiterer Zonen potenzieller Fokuslo-kalisation. Damit kann die rCBF-SPECT als Routineverfahren in der prächirurgischen Epilepsiediagnostik angesehen werden. Hinsicht-lich der Beweisführung einer potenziellen Epileptogenität einer Läsion ist das Verfahren allerdings genauso unspezifisch wie die MRT, wobei Letztere allerdings wichtige Informationen bezüglich der Ätiologie der gefundenen Läsion liefert.

Zusammengefasst hat die interiktale rCBF-SPECT folgende Vorteile:

- einfache und kostengünstige Durchführbarkeit,
- bei Temporallappenepilepsien mögliche Vermeidung einer chronisch-invasiven EEG-Abklärung, wenn MRT-Befund und Oberflächen-EEG korrelierende Aussagen liefern und in der SPECT keine zusätzlichen Hypoperfusionen nachweisbar sind (z.B. frontobasal),
- bei unauffälliger MRT ist sie geeignet, die Implantationsstrategie bei geplanter Elektrokortikographie zu leiten.

Iktale Untersuchung

Die Tracerinjektion erfolgt im Anfall selbst, und zwar möglichst initial und unter EEG-Kontrolle. Ziel ist der direkte Nachweis einer im Anfall gesteigerten Perfusion des Fokus oder zumindest der Region des Anfallsursprungs. Über die Ausbreitung der epileptischen Aktivität und der damit verknüpften überregionalen Perfusionssteigerung als Korrelat des gesteigerten Metabolismus wird die Aussagekraft der Untersuchung mit zunehmender Latenz zum Anfallsbeginn schlechter. Zur korrekten Interpretation der Untersuchung ist die zusätzliche Durchführung einer interiktalen Untersuchung essenziell. Eine fokale interiktale Hypoperfusion, die iktal eine Hyperperfusion oder nur eine gesteigerte Perfusion aufweist, kann nicht nur einem unspezifischen Prozess entsprechen, sondern muss in direkter Assoziation zur Epilepsie selbst gesehen werden.

Damit stellt die iktale Untersuchung über die gesteigerte Spezifität eine sinnvolle Ergänzung der interiktalen Untersuchung mit ihrer hohen Sensitivität dar. Der Beweis einer primär epileptogenen Aktivität gelingt auf Lobusebene bei korrekter technischer Durchführung der Untersuchung in annähernd 95–100 % der Fälle. Umschriebene Hyperperfusionen lassen sich dagegen nur in etwa $^2/_3$ der Fälle nachweisen.

Der erhebliche logistische Aufwand einer iktalen Untersuchung lässt sich zumindest teilweise durch vorherige Medikamentenreduktion beim Patienten, durch Durchführung der Untersuchung zu besonderen Zeitpunkten im Falle tageszeitlicher Anfallshäufungen und durch die Hyperventilation des Patienten positiv beeinflussen. Auch führt die Gabe eines Benzodiazepinantagonisten oft zur Auslösung eines Anfalls (bei entsprechender Medikation).

Postiktale Untersuchung

Die postiktale Untersuchung ist der Versuch eines Kompromisses zwischen der wegen ihres hohen logistischen Aufwandes oft schwierig durchführbaren iktalen Untersuchung und der geringen Spezifität der interiktalen Untersuchung. Dabei ist allerdings bereits die postiktale Situation klinisch häufig schwer von noch iktalen oder schon interiktalen Situationen zu trennen, sodass oft eine Kombination aus hyper- und hypoperfundierten Arealen dargestellt wird, ohne dass diesbezüglich sichere Aussagen zu einem primären oder nur sekundären Effekt des Anfalls auf die Perfusion möglich wären. Der diagnostische Ansatz einer mit primärer Intention durchgeführten postiktalen Untersuchung kann daher nicht unterstützt werden.

Zerebraler Glukosemetabolismus

Interiktale Untersuchungen können alternativ zur rCBF-SPECT auch mit der FDG-PET erfolgen. Methodik und Patientenvorbereitung sind bereits beschrieben worden. Ähnlich der rCBF-SPECT mit Nachweis einer interiktalen Hypoperfusion gelingt bei der FDG-PET der Nachweis einer fokalen Glukoseminderutilisation. Die Vorteile der PET liegen in der höheren Ortsauflösung und in der Möglichkeit der Quantifizierung. Diese Vorteile werden jedoch weitgehend kompensiert durch die Tatsache, dass Desoxyglukose eine mit bis zu 30 min relativ langsame Anreicherungskinetik zeigt. Dies führt in der Praxis zu nicht vorhersehbaren Glukosehyperutilisationen, falls in diesem Zeitintervall eine epileptogene Aktivität (klinisch oder subklinisch) auftritt. Damit ist die reliable Durchführung der Methode an ein kontinuierliches EEG-Monitoring während dieses Zeitintervalls gekoppelt. Zudem ist die Methode – verglichen mit der rCBF-SPECT – logistisch relativ aufwändig, bei analog begrenzter Spezifität und etwa gleicher Sensitivität.

Insgesamt wird die Rolle der FDG-PET in dieser Indikation, vor allem im Hinblick auf die aktuell verbesserten SPECT-Systeme, wieder kontrovers diskutiert. Prinzipiell weisen die interiktale rCBF-SPECT und die FDG-PET hinsichtlich ihrer Aussage und Aussagekraft große Ähnlichkeiten auf, die nahe legen, dass es sich um weitgehend komplementäre Methoden handelt.

Rezeptordiagnostik

Die spezifische Darstellung zerebraler Rezeptoren, aber auch des zerebralen Metabolismus (z. B. Dopaminsynthese) stellt ein weit gefächertes Gebiet der aktuellen Entwicklung, besonders der PET-Diagnostik dar. Auf dem Gebiet der Epilepsiediagnostik hat zwischenzeitlich die spezifische Darstellung der regionalen kortikalen GABA-Rezeptoren-Dichte mittels der ^{123}I-Iomazenil-SPECT bzw. der ^{11}C-Flumazenil-PET klinische Anwendungsreife erlangt. Ob allerdings der Rezeptorverlust allein die Folge eines regionalen Neuronenuntergangs oder einen spezifischen Prozess innerhalb der Epilepsie darstellt, ist noch nicht an größeren Fallzahlen und unter In-vitro-Korrelation bzw. mit eindeutigem pathologischen Korrelat nachgewiesen. Die Darstellung spezifischer Verminderungen der GABA-Rezeptoren-Dichte mit der Iomazenil-SPECT zeigt nach der aktuellen Literatur etwa eine ähnliche Sensitivität wie die rCBF-SPECT.

Wenn diese Untersuchung wegen ihrer komplexeren Logistik daher auch nicht uneingeschränkt zu empfehlen ist, so kann sie evtl. im Einzelfall wichtige Zusatzinformationen vor allem bei unauffälliger rCBF-SPECT liefern. Die Untersuchung anderer Rezeptorsysteme (z. B. Azetylcholin, Opiatrezeptor) befindet sich derzeit noch in der klinischen Erprobung.

Hirntoddiagnostik

Nachweis fehlender zerebraler Perfusion mittels ^{99m}Tc-HMPAO. Akquisition einer dynamischen Aufnahmesequenz über 1–2 min nach i.v.-Tracerapplikation. Anschließend Anfertigung zumeist planarer Aufnahmen unterschiedlicher Projektion bis zu 10–15 min post injectionem Nachweis des Hirntods bei fehlender arterieller Einstromphase in der Perfusionsstudie und bei Fehlen eines kortikalen Tracer-Uptakes. Die Untersuchung kann mit einer mobilen Gammakamera auch direkt beim Patienten, z. B. auf einer Intensivstation, durchgeführt werden.

Hirntumoren

Metabolismusmarker für die SPECT

Thallium-201 (^{201}TI), Technetium-99m(^{99m}Tc-)MIBI

Prinzip
^{201}Tl zeigt als Kaliumanalogon über die regionale Na$^+$/K$^+$-ATPase-Aktivität intratumorale Anreicherungen in Abhängigkeit von der Stoffwechselaktivität des entsprechenden Gewebes, während für ^{99m}Tc-MIBI vermutet wird, dass intrazellulär eine mitochondriale Bindung eingegangen wird und damit eine In-vitro-Tracerdistribution entsprechend der regionalen Mitochondrienverteilung dargestellt wird.

Radiopharmakon
^{201}Tl oder ^{99m}Tc-MIBI.

Technik
Durchführung als Kombination statischer planarer Aufnahmen etwa 30–60 min post injectionem mit Durchführung einer SPECT des Kopfes. Wiederholung des Untersuchungsprotokolls etwa 2–3 h nach Injektion zum Nachweis von Kontraständerungen, da benigne und maligne Prozesse nicht nur ein unterschiedliches Aufnahmeverhalten, sondern teilweise auch einen unterschiedlichen Wash-out des Tracers zeigen.

Verfügbarkeit
^{99m}Tc-MIBI ist ständig, ^{201}Tl begrenzt verfügbar.

Vorbereitung
Keine Vorbereitung erforderlich.

Indikationen
Prinzipiell zum Nachweis sämtlicher Malignome bzw. Rezidive geeignet. Die positive Kontrastierung korreliert dabei meist mit dem Malignitätsgrad des Tumors. Eine Ausnahme bilden die Meningeome,

bei denen auch gutartige Varianten eine deutliche positive Kontrastierung zeigen. Dabei liegt die Aussage der Methode im Energiestoffwechsel des Gewebes begründet; eine Differenzialdiagnose verschiedener Malignome ist nicht möglich. Im Rahmen der Diagnostik von Hirntumoren besteht – bei absoluter Dominanz der MRT in der Primärdiagnostik – die Hauptindikation in der Differenzialdiagnostik eines Rezidivs von Narbengewebe bei Zustand nach Radiatio und/oder Operation. Nachteilig wirkt sich bei ^{99m}Tc-MIBI dessen Anreicherung im Plexus choroideus aus, was die Kontrastierung unmittelbar benachbarter Tumoren verschlechtert.

Markierte Aminosäuren

Für die SPECT wurde ^{123}I-Methyltyrosin entwickelt, das derzeit allerdings noch nicht kommerziell verfügbar ist. Analog kann mittels PET ^{11}C- bzw. ^{18}F-markiertes Thyrosin nachgewiesen werden. Größere vergleichende Studien fehlen derzeit noch. Markierte Aminosäuren stellen jedoch eine vielversprechende Erweiterung der diagnostischen Möglichkeiten dar. Es ist nicht eindeutig geklärt, ob spezifische Leistungen des Proteinstoffwechsels maligner Tumoren mit dieser Methode primär dargestellt werden oder ob zusätzlich eine unspezifische Aufnahme über Störungen der Blut-Hirn-Schranke erfolgt. Gleichwohl lassen sich hochmaligne Prozesse von niedrigmalignen trennen, die wiederum eine höhere Anreicherung als benigne Tumoren zeigen. Dagegen ist die Trennung benigner Tumoren von nichttumorösen zerebralen Pathologien nicht möglich. Insgesamt deutet sich auch für diese Methode primär ein Einsatzspektrum bei der Fragestellung nach einem Rezidiv an.

Glukosemetabolismus (PET)

Die vielversprechenden ersten Ergebnisse bei der Anwendung der PET in diesem Indikationsgebiet konnten nicht bestätigt werden. Eine verbliebene Domäne der FDG-PET, die zwischenzeitlich fast flächendeckend verfügbar ist, stellt die Rezidivdiagnostik nach vorbehandelten Hirntumoren, deren In-vivo-Grading zur Bestimmung des optimalen Biopsieortes und – bei zerebralen Filiae – das Ganzkörperstaging dar. Das Anreicherungsprinzip und die technische

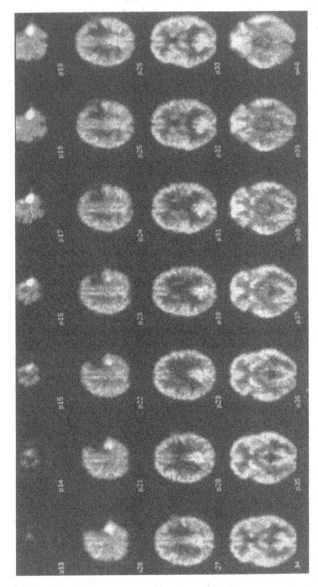

Abb. 29. Transaxiale Sequenz einer FDG-PET. Rezidiv eines Glioblastoms links frontoparietal (*p15–p23*)

Durchführung der Untersuchung unterscheiden sich nicht von den S. 78 genannten Punkten. Die FDG-PET ist somit nur sehr begrenzt zum primären Nachweis eines zerebralen Malignoms einsetzbar, eher dagegen zur Differenzialdiagnose Rezidiv vs. Gliose und zur Kontrolle des therapeutischen Erfolgs bzw. der Tumorreaktion auf eine gezielte therapeutische Intervention geeignet (Abb. 29). Ein wesentlicher Vorteil im Rahmen dieser Fragestellung ist die Möglichkeit der Quantifizierung, wobei der „standard-uptake-value" (SUV) als semiquantitatives Maß meist ausreicht. Ein Nachteil der Methode besteht in der Tatsache, dass lediglich höhergradige Malignome eine deutlich positive Kontrastierung über die ohnehin hohe kortikale FDG-Anreicherung aufweisen.

Dabei hat sich allerdings erwiesen, dass die FDG-PET im Rahmen der Differenzialdiagnose primärer Hirntumoren für deren nichtinvasives Grading (im Vergleich zum übrigen Kortex) und somit für die Prognose relevant ist. Es kann mit dieser Methode ferner in den oft heterogenen Tumoren der optimale Ort für die Entnahme einer Biopsie ausgewählt werden. Eine klinisch sehr relevante Indikation stellt auch die Differenzialdiagnose zerebraler Lymphome, die meist eine hohe Glukoseanreicherung aufweisen, gegenüber nichtneoplastischen Prozessen (z. B. Toxoplasmose) dar. Hier stellt sich eine überlegene Aussagekraft der Methode in solchen Fällen dar, die – z. B. bei immunsupprimierten Patienten – eine suspekte, kontrastmittelanreichernde Läsion in der MRT aufweisen.

Aufgrund des ohnehin hohen Stoffwechsels und damit Speicherverhaltens des umgebenden Kortex sollen solche Läsionen ein Mindestmaß an Größe nicht unterschreiten, um eine suffiziente PET-Aussage zu ermöglichen. Die morphologische Größe sollte – abgeschätzt – eher bei 2 cm Durchmesser liegen.

Differenzialdiagnostisch bedacht werden müssen Tumoren relativ guter Prognose, die trotzdem einen hohen FDG-Uptake aufweisen (z. B. pilozytische Astrozytome) und benigne Prozesse hoher Glukoseutilisation (wie z. B. gelegentlich in Abszessen und auch Radionekrosen beobachtet).

Hypophysenadenom

Der Nachweis des Tumors und die gleichzeitige Klärung der Frage, ob eine Therapie mit Somatostatinderivaten Erfolg versprechend ist, ist über die spezifische Darstellung der Somatostatinrezeptoren mit ^{111}In-Pentatreotide möglich. Diese Untersuchung ist detailliert in Kap. 9 („Onkologie") dargestellt (s. S. 100).

Liquordiagnostik

Aufgrund der relativ langsamen Liquorzirkulation und der damit verbundenen Notwendigkeit, Aufnahmen auch noch Tage nach der Tracerinjektion durchzuführen, wird zur Liquordiagnostik das relativ langlebige ^{111}In-DTPA eingesetzt. Das Präparat wird in der Regel lumbal in den Liquorraum injiziert, wobei zuvor ein gleiches Volumen an Liquor zur Vermeidung von Druckerhöhungen aspiriert worden ist. Nebenwirkungen und Risiken der Untersuchung liegen in der Lumbalpunktion begründet, wobei bei korrekter Punktionstechnik und Verwendung dünner Kanülen selbst die früher häufig beklagten Kopfschmerzen selten auftreten.

Im Folgenden werden die beiden Hauptindikationen dieser Untersuchung dargestellt.

Liquorfistel

Neben einer initialen Aufnahme der Punktionsstelle werden Aufnahmen in 4 Standardprojektionen nach 2, 6, 24 und ggf. 48 h angefertigt. Zusätzlich werden Nasentampons eingebracht, um eine evtl. in die Nasenhöhle abfließende Liquorrhö zu erfassen. Die Tampons werden zu den genannten Untersuchungszeitpunkten ausgetauscht und auf Radioaktivität untersucht. Gleichzeitig werden die Ergebnisse mit der jeweils aktuellen Blutaktivität korreliert, da es zu einem Aktivitätsübertritt in das venöse Blut via Pacchioni-Granulation kommen kann.

Größere Liquorfisteln können relativ leicht klinisch oder mittels Farbstoff nachgewiesen werden; indiziert ist die Methode daher zum Nachweis einer okkulten oder intermittierenden Liquorfistel. Analog ist eine Otoliquorrhö relativ leichter nachweisbar als eine Rhinoliquorrhö, sodass die Methode vor allem bei der zuletzt genannten indiziert ist.

Hydrocephalus aresorptivus

Etwa 3–4 h nach Injektion sind die basalen Zisternen normalerweise darstellbar, und nach 24 h zeigt sich in der Regel über beiden Hemisphären eine homogene Aktivitätsanreicherung. Bei normaler Liquorzirkulation stellen sich abflussbedingt die inneren Liquorräume nicht dar. Kommen die inneren Liquorräume doch zur Darstellung, so spricht man von einem Liquorreflux, wie er im Falle eines kommunizierenden Hydrocephalus aresorptivus (internus) oft nach Subarachnoidalblutung mit konsekutiver Verklebung/Okklusion der Arachnoidalvilli auftritt. Die Liquorszintigraphie ist zusätzlich zur Durchgängigkeitsprüfung von Ventrikeldrainagen geeignet.

Neurodegenerative Erkrankungen

Demenzen, Morbus Alzheimer

In der Differenzialdiagnostik der demenziellen Erkrankungen spielen PET und SPECT neben den morphologischen und psychometrischen Verfahren inzwischen eine große Rolle. Als Tracer werden u. a. zur Bestimmung der zerebralen Glukoseutilisation ^{18}F-DG für die PET bzw. ^{99m}Tc-HMPAO oder -ECD für die Bestimmung der regionalen zerebralen Perfusion eingesetzt. Dabei können diese Methoden hinsichtlich der gewonnenen Informationen weitgehend als komplementär betrachtet werden, auch wenn die höhere Ortsauflösung der PET gewisse Vorteile bietet. Grundsätzlich haben nuklearmedizinische Verfahren in dieser Indikation den wesentlichen Vorteil, dass zerebrale Abbauprozesse deutlich früher als mit morphologisch orientierten Verfahren darstellbar sind.

Typisch und pathognomonisch für die Alzheimer-Demenz ist die symmetrische temporoparietookzipitale Verminderung des Hirnmetabolismus und der zerebralen Perfusion, während eine vaskulär bedingte Demenz zu inhomogenen Perfusionsdefekten führt. Der eigentliche Infarktnachweis gelingt allerdings mit der CT oder der MRT genauer, wobei aber nur tatsächlich infarziertes Hirngewebe darstellbar ist. Die PET oder SPECT können in dieser Situation mit dem Nachweis funktioneller Defekte und bei kleinen morphologischen Anomalien klären, ob diese für die klinische Symptomatik von Relevanz sind. Zusätzlich und unterstützt durch die Darstellung der zerebralen Perfusionsreserve (Azetazolamid) können differenzialdiagnostische Aussagen bereits deutlich vor dem Auftreten morphologisch nachweisbarer Defekte erhalten werden.

Hinsichtlich der Verfügbarkeit der Methoden und der Patientenvorbereitung sind die auf S. 76 (SPECT) bzw. S. 78 (PET) genannten Angaben gültig. Bei der Alzheimer-Demenz ist zusätzlich eine Abnahme der muskarinartigen cholinergen Rezeptoren nachweisbar (PET).

Lewy-Body-Demenz (LBD)

Die LBD zeigt in der rCBF-SPECT, vor allem aber in der FDG-PET, ein insgesamt ähnliches Befundmuster wie die präsenile Demenz vom Alzheimer-Typ. Relevant für die Differenzialdiagnose ist bei der LBD die Beteiligung der Sehrinde.

Systematrophie der Großhirnrinde (Morbus Pick)

Der Morbus Pick zeigt – unter Anwendung der oben dargestellten Methoden – bereits frühzeitig eine Verminderung von Stoffwechsel und Perfusion in den Frontal- und Temporallappen.

Systematrophie der Basalganglien

Morbus Parkinson

Über eine Degeneration der Substantia nigra liegt bei dieser Erkrankung letztlich eine pathologische Abnahme von L-Dopa zugrunde, wobei ebenfalls eine lokale Perfusionsstörung nachweisbar ist. Damit gelingt die Differenzialdiagnose des Morbus Parkinson von parkinsonähnlichen Syndromen über die Darstellung der postsynaptischen Dopamin-D_2-Rezeptoren.

Radiopharmakon
^{123}I-Iodobenzamid (IBZM).

Technik
Plateauphase spezifischer Rezeptorbindung etwa 70–120 min nach Tracerinjektion. Etwa 90 min nach Injektion Durchführung einer Hirn-SPECT über 30–40 min. Semiquantitative Bestimmung der Traceranreicherung im Striatum mit Verwendung des frontalen Kortex als Referenzregion unspezifischer Aktivitätsanreicherung.

Verfügbarkeit
Begrenzt verfügbar; Anmeldung etwa 2 Tage vor geplanter Untersuchung erforderlich.

Vorbereitung
Keine Vorbereitung erforderlich.
　　　Es ist alternativ auch möglich, die primär gestörte Dopaminsynthese mittels SPECT über den Nachweis einer Dichteabnahme der präsynaptischen Dopamintransporter zu führen.

Radiopharmakon
^{123}I-FP-CIT, ^{123}I-beta-CIT oder ^{99m}Tc-TRODAT (hiervon kommerziell derzeit nur FP-CIT erhältlich).

Technik
Aufnahmebeginn ca. 3 h nach i.v.-Injektion von ca. 110 MBq ^{123}I-FP-CIT. Schilddrüsenblockade angezeigt.

Verfügbarkeit

Begrenzt verfügbar, Anmeldung zur Untersuchung minimal 2 Tage vor geplanter Durchführung.

Vorbereitung

Keine Vorbereitung erforderlich.

Rezeptordarstellung

Die D$_2$-Rezeptordarstellung (Abb. 30) ist ebenfalls mit PET möglich, die gleichzeitig auch die Dopaminsynthese bzw. deren pathologische

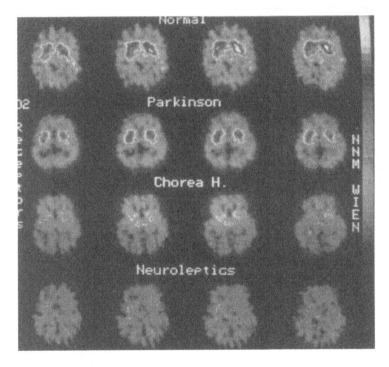

Abb. 30. Axiale SPECT der striatalen Dopamin-D$_2$-Rezeptoren mit ^{123}I-IBZM im Normalprobanden sowie bei Morbus Parkinson, Chorea Huntington und Schizophrenie unter Medikation mit typischen Neuroleptika. (Abbildung mit freundlicher Genehmigung von Herrn Prof. Dr. T. Brücke, Wien)

Verminderung darzustellen vermag. Der Einsatz dieser Methoden ist derzeit allerdings noch wissenschaftlichen Fragestellungen vorbehalten.

Chorea Huntington

Bereits frühzeitig darstellbar ist der striatale Dopamin-D_2-Rezeptorverlust infolge Systemdegeneration. Klinische Verwendung des ^{123}I-IBZM nach dem auf S. 95 dargestellten Prinzip.

Okklusionstest (MATAS-Test)

Prinzip
Bestimmung der regionalen zerebralen Perfusion unter Ballonokklusion einer A. carotis interna (ACI). Einsatz der Methode bei geplanter temporärer oder permanenter Okklusion der ACI vorwiegend im Rahmen der Tumorchirurgie und zur Abschätzung der Leistungsfähigkeit der Kollateralversorgung über den Circulus Willisii.

Technik
Die Injektion des Tracers erfolgt im Idealfall 8 min nach ACI-Okklusion und Gabe von Azetazolamid (Diamox). Anschließend sollte die Okklusion für weitere 1–2 min aufrechterhalten werden. Zum Vergleich ist bei pathologischem Okklusionsbefund allerdings zweizeitig die Durchführung einer Ruhe- oder Baseline-Untersuchung unbedingt erforderlich.

Radiopharmakon
^{99m}Tc-HMPAO.

Verfügbarkeit
Ständig verfügbar.

Vorbereitung
Gemäß den Angiographiekriterien.

Indikationen
Ziel der Untersuchung ist der Nachweis einer ausreichenden zerebralen Perfusion auch unter Okklusion bzw. permanenter Ligation/Resektion einer ACI. Dabei soll der Einsatz des Azetazolamids über dessen konsekutive Vasodilatation die maximal mögliche Perfusionsleistung über den Circulus Willisii simulieren. Die rCBF-SPECT hat hier den Vorteil, dass die regionale Perfusion des gesamten Cerebrums darstellbar ist. Eine endgültige Bewertung der Methode im Vergleich mit postoperativen Ergebnissen steht allerdings noch aus.

Schädel-Hirn-Trauma

Evaluiert ist der Einsatz der rCBF-SPECT vor allem bei gedecktem Schädel-Hirn-Trauma (SHT) aller Schweregrade. Dabei ist allerdings der Einsatz der rCBF-SPECT vorwiegend bei Zustand nach leichtem und mittelschwerem SHT zu sehen. Die Details zur Untersuchungstechnik sind auf S. 76 dargestellt.

Radiopharmakon
^{99m}Tc-HMPAO oder ^{99m}Tc-ECD.

Verfügbarkeit
Ständig verfügbar.

Vorbereitung
Keine Vorbereitung erforderlich.

Indikationen
Indiziert ist die Methode in der Frühphase nach SHT (ca. bis 2 Wochen) zur Abschätzung einer funktionellen Störung der kortikalen Funktion, die indirekt über die regionale kortikale Perfusion dargestellt ist. Insbesondere bei leichtem, aber auch mittelschwerem SHT mit unauffälliger Morphologie und positiver neurologischer Symptomatik gelingt die Objektivierung der kortikalen Schädigung, wobei die Perfusionsdefekte eine positive Korrelation zum Schweregrad des SHT zeigen.

Dabei lassen sich ebenfalls prognostische Informationen gewinnen. Ein initial unauffälliges SPECT spricht trotz ggf. vorhandener neurologischer Symptomatik für einen günstigen Verlauf. Umgekehrt gibt es Hinweise, dass eine initiale Perfusionsstörung im SPECT, die bei weiterbestehender klinischer Symptomatik im Rahmen einer Kontrolluntersuchung etwa 3 Monate später unverändert nachweisbar ist, auch mit einer ungünstigen Prognose selbst bei intensiven Rehabilitationsbemühungen behaftet ist.

Beim Nachweis morphologischer Defekte nach SHT ermöglicht die rCBF-SPECT dagegen den Nachweis eines funktionellen Korrelats einer klinischen Symptomatik auch dann, wenn die eigentliche morphologische Läsion wegen ihrer Lokalisation ursächlich eher nicht in Frage kommt. Die prognostischen Aussagen der rCBF-SPECT dürften, auch wenn derzeit noch größere prospektive Studien in diesem Kollektiv fehlen, analog zu den genannten Aussagen bezüglich milder und moderater SHT Gültigkeit besitzen. Aus diesen Gründen hat die rCBF-SPECT auch unter gutachterlichem Aspekt eine erhebliche Bedeutung.

9 ONKOLOGIE

H. Bender

Trotz wesentlicher Verbesserungen in den morphologischen und funktionellen Diagnostikmethoden wie Ultraschall, CT, MRT, SPECT und eines maximalen Einsatzes therapeutischer Maßnahmen sind die Ergebnisse in der Onkologie (Lebensverlängerung, kurative Erfolge) eher bescheiden. Dies ist zum Großteil darauf zurückzuführen, dass bei der Erstdiagnose die kritische Tumormasse (>1 g), die einen kurativen Erfolg erwarten lässt, bereits überschritten ist und/oder eine systemische Erkrankung (Fernmetastasen) vorliegt.

Neben typischen Malignitätszeichen (unkontrolliertes Wachstum, invasives Wachstumsverhalten und Metastasierung) zeichnen sich maligne Tumoren besonders durch ihre Heterogenität funktioneller und morphologischer Eigenschaften aus. Dies ist Folge einer genetischen Instabiltät solider Tumoren (Ausnahme: Tumoren Blut bildender Gewebe, z. B. Lymphome), die im Rahmen der klonalen Selektion metastasierter Zellen zur Bildung von Metastasen führt, die unterschiedliche morphologische und funktionelle Eigenschaften besitzen. Dies betrifft nicht nur histologisch unterschiedliche Tumoren, sondern auch Tumoren derselben Histologie und kann aber auch innerhalb einer Tumormasse auftreten. Im Rahmen einer Tumorprogression ist eine Selektion verschiedener Tumorzellklone zu beobachten, deren Variabilität die Überlebenswahrscheinlichkeit derselben in unterschiedlichen Gewebsumgebungen („Seed-and-soil-Theorie") erhöht. Diese Heterogenität beeinflusst natürlich die Nachweisbarkeit eines Primärtumors und seiner Metastasen mittels morphologischer oder funktioneller Untersuchungsmethoden.

Nuklearmedizinische Methoden basieren auf dem Einsatz radioaktiv-markierter Substanzen oder radioaktiver Isotope natürlich vorkommender Elemente, die an einer spezifischen (tumorassoziierten) Funktionsleitung teilnehmen sollen. Theoretisch kann so bei Kenntnis bestimmter Stoffwechselfunktionen (z. B. Protein-synthese), Rezeptorexpression (CEA-Expression) oder Transporter-systeme (z. B. „multi-drug-resistance"/MDR) jeder zelluläre Mecha-nismus sichtbar gemacht werden. Es sei darauf hingewiesen, dass, zumindest im Bereich der In-vivo Diagnostik, bisher keine *tumor-spezifischen* Eigenschaften, sondern nur *tumorassoziierte* Verände-rungen nachgewiesen werden konnten. Oft finden sich vermutete tumortypische Parameter auch in embryonalen oder in normalen, proliferierenden Geweben (z. B. Knochenmark, Darmschleimhaut), die dadurch die Diagnostik erschweren oder sie unmöglich machen.

Es lassen sich 2 Typen von Zielpunkten unterscheiden:
1. im Vergleich zur Untersuchung eher (zeitlich) langsame Prozesse d. h. morphometrische Eigenschaften (z. B. Antigen- oder Rezep-torexpression) und
2. (zeitlich) schnelle, dynamische Prozesse (z. B. Transportersys-teme, Auf- oder Abbauprozesse).

Aufgrund der großen funktionellen Heterogenität der verschie-denen histologischen Tumoren, gibt es in der nuklearmedizinischen Diagnostik keine universal einsetzbaren Radiopharmaka, sondern nur Tracer, deren Nutzen empirisch für bestimmte Tumoren bestimmt wurde.

Zahlreiche der vielversprechende Substanzen befinden sich in der klinischen Erprobung und sind noch nicht kommerziell verfüg-bar. Deshalb sollen hier nur die Substanzen diskutiert werden, bei denen ausreichende klinische Erfahrungen vorliegen und die in uni-versitären Zentren im Rahmen von Studien zum Einsatz kommen.

Unspezifische Substanzen

^{201}Thallium(^{201}Tl)-Chlorid

^{201}Tl wird vorwiegend für die Myokardszintigraphie als Perfusions-marker eingesetzt. Hydriertes Thallium besitzt eine Ionengröße, die dem Kalium vergleichbar ist und wahrscheinlich über das Na^+/K^+-ATPase-System aufgenommen wird. Thallium zeigt wie das MIBI (s. unten) eine Anreicherungstendenz in verschiedenen Malignomen. Da Thallium deutlich teurer als technetiummarkierte Substanzen ist und eine ungünstigere Strahlenbelastung aufweist, wird es heute in der Tumordiagnostik praktisch nicht mehr eingesetzt.

In den ersten Minuten nach Injektion zeigt sich eine perfusionsabhängige höhere Anreicherung im Tumorgewebe im Vergleich (kontralaterale Seite) zum normalen Gewebe. Eine verlängerte Retention des Tracers (nach 1–4 h) sollte zu einer deutlichen Demarkation des Tumorgewebes führen und sich als Bereich mit einer vermehrten Tracerspeicherung darstellen. ^{201}Tl akkumuliert ebenfalls im Myokard sowie in beanspruchter Muskulatur, Nieren, Leber und Magen-Darm-Trakt. Dadurch ist die Beurteilung in diesen Bereichen eingeschränkt bzw. nicht möglich.

Patientenvorbereitung und Untersuchungsablauf
Der Patient muss nüchtern sein, ansonsten sind besondere Vorbereitungen nicht erforderlich. Die Untersuchung dauert insgesamt etwa 3 h und beinhaltet Frühaufnahmen (15 min nach Injektion) und Spätaufnahmen (2–3 h nach Injektion). Der Befund kann unmittelbar am Ende der Spätaufnahme beurteilt werden.

Anwendungsbereiche
Siehe MIBI.

^{67}Gallium (^{67}Ga)

Gallium bindet nach i. v.-Applikation rasch an Transferrin und wird als Gallium-Transferrin-Komplex über den Transferrinrezeptor zellulär internalisiert und akkumuliert in den Lysosomen von Tumorzellen. Dabei wird Gallium nur von proliferierenden Tumorzellen, nicht aber von nekrotischem Tumorgewebe aufgenommen. Weiterhin finden sich deutliche Anreicherungen in Leber, Milz, Knochen und Knochenmark, und es kann fakultativ vermehrt in den Mammae, Speicheldrüsen, Tränendrüsen, in der Nasenschleimhaut und dem Genitale auftreten. Das Anreicherungsmuster ist sehr variabel und durch verschiedene Faktoren beeinflussbar (Anamnese!). Wegen Anreicherung im Darminhalt ist ggf. eine mehrfache Darmreinigung angezeigt.

Patientenvorbereitung und Untersuchungsablauf
Der Patient sollte nüchtern sein. Eine besondere Vorbereitung ist nicht erforderlich. Die Untersuchung dauert insgesamt 2–4 Tage und beinhaltet tägliche Aufnahmen (ggf. bis zu 10 Tage nach Gabe des Radiopharmakons).

Anwendungsgebiete
Domaine der Galliumszintigraphie sind Lymphome im Rahmen eines Stagings, vor allem aber des Restagings zur Differenzierung von Restlymphomen nach Therapie vs. Narbengewebe. Im Vergleich zur angelsächsischen Literatur war der Einsatz von Gallium bei dieser Fragestellung in Deutschland eher begrenzt. Auch aufgrund der relativ hohen Strahlenbelastung wurden in Deutschland deutlich geringere Aktivitäten eingesetzt (74–111 MBq vs. >185 MBq in den USA), mit der Konsequenz einer verminderten Sensitivität. Die zunehmende Verbreitung von FDG-PET (mit einer höheren Sensitivität, Spezifität und signifikant besseren Auflösung) machen diesen Indikationsbereich – auch unter Strahlenschutzbedingungen – obsolet.

---

^{99m}Tc-SESTAMIBI (MIBI)/Tetrofosmin

MIBI wie auch Tetrofosmin wurden für die Myokardszintigraphie als Perfusionsmarker als Ersatz für das ^{201}Tl entwickelt. Der zelluläre Anreicherungsmechanismus ist bisher noch nicht vollständig geklärt, korreliert aber mit dem mitochondrialen Energiestoffwechsel (Mitochondrienpotenzial).

Recht früh wurde entdeckt, dass MIBI auch eine deutliche Akkumulation in (höhergradigen) Malignomen zeigt. Die Anreicherung scheint dabei mit dem Malignitätsgrad zu korrelieren (In-vivo-Grading). In den ersten Minuten nach Injektion zeigt sich eine perfusionsabhängige höhere Anreicherung im Tumorgewebe im Vergleich (kontralaterale Seite) zum normalen Gewebe. Eine verlängerte Retention des Tracers (nach 1–4 h) führt zu einer Demarkation des Tumorgewebes und stellt sich als Areal mit einer Tracermehrbelegung („hot-spot") dar. Daneben findet sich eine deutliche Anreicherung im Myokard. MIBI selbst wird rasch von der Leber extrahiert und biliär sezerniert. Dadurch ist die Beurteilung von Leber und Abdomen bei onkologischen Fragestellungen eingeschränkt bzw. nicht möglich.

Patientenvorbereitung und Untersuchungsablauf

Der Patient muss/sollte nüchtern sein. Weitere besondere Vorbereitungen sind nicht erforderlich. Die Untersuchung dauert insgesamt etwa 3 h und beinhaltet Frühaufnahmen (15 min nach Injektion; ggf. eine dynamische Studie) und Spätaufnahmen (2–3 h nach Injektion) mit planaren und/oder SPECT-Aufnahmen. Der Befund kann unmittelbar am Ende der Spätaufnahme beurteilt werden.

Einsatzmöglichkeiten

Nebenschilddrüsenadenome. Nebenschilddrüsenadenome zeigen eine vermehrte und retardierte MIBI-Speicherung und können sowohl im Bereich der Schilddrüsenloge als auch im Mediastinum nachgewiesen werden. Der Einsatz bei primärem und tertiärem Hyperparathyreoidismus mit dokumentiertem pathologisch erhöhten Parathormonspiegel im Rahmen der Adenomsuche und/oder in der präoperativen Staging-/Restagingdiagnostik ist gut dokumentiert.

Schilddrüsenkarzinome. Im Fall von differenzierten Schilddrüsenkarzinomen (papillär, follikulär) eignet sich MIBI insbesondere bei Hochrisikopatienten (pT4; Lymphknotenmetastasen) im Rahmen des Restagings und/oder zur Metastasensuche bei ansteigendem hTg-Spiegel und negativem Jod-Ganzkörperscan. MIBI (wie auch FDG) wird gerne von entdifferenzierten, jodnegativen Metastasen akkumuliert und weniger bzw. nicht in jodspeichernden Tumoren. Mit zunehmender Entdifferenzierung verlieren die Zellen vermehrt die Fähigkeit, MIBI zu akkumulieren, werden dafür aber zunehmend FDG-positiv.

C-Zell-Karzinom. Auch bei C-Zell-Karzinomen kann MIBI, insbesondere bei ansonsten negativer Suchdiagnostik (CT, MRT, Octreotide, V-DMSA) zur Tumorsuche eingesetzt werden.

Mammakarzinom. Die Dignitätsbeurteilung palpabler Knoten in der weiblichen Brust ist in mehreren prospektiv randomisierten, kontrollierten Studien gut belegt; aufgrund eines diagnostischen Restrisikos einer Fehldiagnose (< 10 %) ergibt sich nur eine sehr limitierte Zahl an Indikationen:

1. mastopathisch veränderte Brust, insbesonder auch nach multiplen negativen Biopsien im Vorfeld,
2. Silikonimplantate, die eine adäquate mammographische Diagnostik erschweren,
3. nur inadäquat durchführbare (z. B. bei großen, mastopathischen Mammae), unklare oder verdächtige Mammographien; hier spielt es insbesondere als komplementäres Verfahren bei fraglichen Mikrokalzifikationen oder Gewebsdistorsionen, Narben (z. B. nach Operation oder Biopsie) und mammographisch dichten Mammae und nach Implantationen eine Rolle und
4. Hilfestellung bei der Frage einer multizentrischen, multifokalen oder bilateralen Tumormanifestation.

Hier sei speziell darauf hingewiesen, dass ein negativer MIBI-Befund einen Tumorbefund nicht ausschließt, ein positiver Befund aber mit hoher Genauigkeit eine maligne Läsion identifiziert.

Multi-drug-Resistenz (MDR). Die zelluläre Aufnahme von MIBI ist bisher nicht aufgeklärt und erfolgt wahrscheinlich über eine passive oder erleichterte Diffusion und scheint mit dem Spannungspotenzial der Mitochondrien zu korrelieren. Auf der anderen Seite wird intrazelluläres MIBI aktiv über ein Transportersystem wieder aus der Zelle ausgeschleust. Bei einem dieser Transportersysteme handelt es sich um ein Glykoprotein mit einem Molekulargewicht von 120 000, das unter der Bezeichnung gp120 bekannt ist. Dieser Transportmechanismus ist Ziel der aktuellen Forschung, da er mit der MDR von Tumorzellen gegen Chemotherapeutika korreliert. Dieser Mechanismus ist auf die Exkretion kleiner, kationischer Moleküle spezialisiert, die neben verschiedenen Gruppen von Chemotherapeutika (z. B. Vinca-Alkaloide) auch MIBI beinhaltet. Eine Reihe von Untersuchungen belegen dabei den Zusammenhang einer fehlenden MIBI-Speicherung in bekannten Tumormassen und einer später zu beobachtenden Therapieresistenz, wie auch umgekehrt. Auch lässt sich so die Entwicklung einer Resistenz unter oder nach Therapie nachweisen, mit den nahe liegenden Konsequenzen eines frühzeitigen Umsetzens oder Absetzens eines gewählten Therapieschemas.

Hierzu liegen Erfahrungen insbesondere beim Bronchial- und Mammakarzinom vor.

Die für MIBI angegebenen Einsatzmöglichkeiten treffen im Wesentlichen auch auf das oben genannte Tetrofosmin zu.

α-Jod-Methyl-Thyrosin (IMT)

IMT wird über das spezifische Aminosäuretransportersystem zellulär aufgenommen, kann aber nicht bei der Proteinsynthese utilisiert werden (im Gegensatz zu ^{11}C-markierten Aminosäuren), sodass kein echtes Trapping stattfindet. Aufgrund eines erhöhten Proteinbedarfs proliferierender Zellen ist in Malignomen eine verstärkte Anreicherung zu erwarten.

Patientenvorbereitung und Untersuchungsablauf
Da die Substanz mit ^{123}I markiert ist, muss vor und 1–3 Tage nach Applikation die Schilddrüse mit Perchlorat oder hohen Joddosen (Lugol-Lösung) blockiert werden; weitere Vorbereitungsmaßnahmen sind nicht erforderlich.

Die Untersuchung dauert insgesamt etwa 2–4 h und beinhaltet Früh- (ggf. dynamische Studie; 15 min bis 1 h post injectionem) und Spätaufnahmen (4 h).

Anwendungsbereiche
Die größten Erfahrungen liegen bei der Rezidivdiagnostik primärer *Hirntumoren* vor. Da IMT die intakte Blut-Hirn-Schranke nicht überwinden kann, findet sich praktisch keine Anreicherung im normalen Hirngewebe und führt so zu einer guten Kontrastierung des Tumorgewebes. Ein Vergleich der diagnostischen Genauigkeit von IMT vs. FDG-PET ergab eine höhere Sensitivität und Spezifität dieser Substanz; wesentlicher Nachteil des FDG ist seine physiologische Anreicherung im Kortex, die eine Differenzierung zu kleinen, vitalen Tumorresten erschwert. Inwieweit der Einsatz einer Bildfusion von MRT und PET eine Verbesserung erbringt, bleibt noch abzuwarten.

Kürzlich wurde darüber hinaus publiziert, dass beim postoperativen Einsatz – mit der Frage nach Tumorresten – ein Anreicherung im Randbereich der Resektionshöhle mit einer deutlich schlechteren Prognose einhergeht. Im Gegensatz dazu ergab sich präoperativ keine Korrelation zur Intensität der tumoralen IMT-Anreicherung und der Prognose

Pentavalentes Di-Mercapto-Succinat ([V]-DMSA)

Die pentavalente Form des DMSA zeigt – im Gegensatz zum trivalenten, das in der statischen Nierenszintigraphie eingesetzt wird – eine gewisse Tumoraffinität. Der Aufnahmemechanismus in malignen Zellen ist dabei noch unbekannt. [V]-DMSA zeigt wohl zunächst eine perfusionsabhängige Anreicherung und eine über 2–3 h zunehmende Akkumulation (Transportermechanismen?) in Tumoren. Eine wesentliche Gewebeauswaschung lässt sich nicht nachweisen. [V]-DMSA wird vorwiegend renal (ca. 30 %) ausgeschieden und zu einem nicht unerheblichen Teil renal fixiert.

Patientenvorbereitung und Untersuchungsablauf
Besondere Vorbereitungen sind nicht erforderlich. Die Untersuchung dauert insgesamt etwa 4 h (24 h) und beinhaltet Frühaufnahmen (1 h nach Injektion) und Spätaufnahmen (2–4 h, ggf. 24 h nach Injektion) mit planaren und/oder SPECT-Aufnahmen. Der Befund kann unmittelbar am Ende der Spätaufnahme beurteilt werden.

Einsatzmöglichkeiten

C-Zell-Karzinom. Der Einsatz von [V]-DMSA ist beim C-Zell-Karzinom gut dokumentiert und betrifft das Staging, aber auch das Restaging bei hohen Calcitoninwerten und/oder einem positiven Pentagastrintest, insbesondere wenn ein Tumornachweis mit konventionellen Methoden nicht gelingt.

Knochenmetastasen. Kürzlich publizierte Arbeiten sowie eigene Untersuchungen belegen eine hohe Affinität von [V]-DMSA in Knochenmetastasen von Prostata- und Bronchialkarzinomen. Die Substanz erhält ihre Aktualität, da sie sich mit dem therapeutischen Radionuklid Rhenium-188 ([188]Re) oder -186 markieren lässt und sich potenziell zur palliativen Schmerztherapie und auch möglicherweise kurativen Ansätzen verwenden lässt.

Spezifische Substanzen

Phosphonate (HDP, HEDP, MDP, DPT u.a.)

Phosphonate adsorbieren vermutlich an der Oberfläche der Knochenbälkchen und zeigen eine deutlich vermehrte Speicherung in Zonen eines verstärken Knochenumbaus (Frakturen, Metastasen). Nichtgebundenes Phosphonat wird renal ausgeschieden, gebundenes verlässt nur langsam den Knochen.

Patientenvorbereitung und Untersuchungsablauf
Besondere Vorbereitungen sind nicht erforderlich. Die Untersuchung dauert insgesamt etwa 3 h (24 h) und beinhaltet Aufnahmen (in der Regel > 2 h nach Injektion) und ggf. Spätaufnahmen (24 h nach Injektion) mit planaren und/oder SPECT-Aufnahmen. Der Befund kann unmittelbar am Ende der Spätaufnahme beurteilt werden.

Einsatzmöglichkeiten
Knochenmetastasen. Phosponate sind u.a. Teil der Routinediagnostik zum Ausschluss oder Nachweis von Knochenmetastasen. Es werden dabei osteoblastische und osteosklerotische Metastasen erfasst, während osteolytische Metastasen regelhaft nicht nachweisbar sind. Insbesondere Metastasen von Mamma- und Prostatakarzinomen sind vorwiegend osteoblastisch/-sklerotisch und können so frühzeitig mittels Knochenszintigramm erfasst und im Verlauf nach Therapie kontrolliert werden.

Auch hier ergibt sich im Falle eines positiven Knochenscans die Möglichkeit der sehr effektiven, palliativen Schmerztherapie durch Ersatz des Technetiums durch z.B. [188]Re oder [186]Re.

Meta-Jod-Benzylguanidin (MIBG)

Zellen des APUD-Systems („amine precursor uptake and decarboxylation") reichern Guanetidin an, das aber nicht durch Catechol-O-Methyl-Transferase oder Monoaminoxidase abgebaut wird und somit den Katecholaminstoffwechsel blockiert. Ein aktiver Aufnahmemechanismus und eine verlängerte Retention des Radiopharmakons (nach 1–3 Tagen) sollte zu einer deutlichen Demarkation des Tumorgewebes führen und sich als Läsion(en) mit einer vermehrten Tracerbelegung darstellen. Ein positiver Befund dient dabei nicht nur der Diagnostik sondern auch als Indikation zu einer Therapie mit hohen Dosen ^{131}I-MIBG.

Patientenvorbereitung und Untersuchungsablauf
Der Patient sollte nüchtern sein. Da die Substanz mit ^{131}I oder ^{123}I markiert ist, muss vor und 1–6 Tage nach Applikation die Schilddrüse mit Perchlorat oder hohen Joddosen (Lugol-Lösung) blockiert werden. Eine ausführliche Medikamentenanamnese ist wegen möglichen Kreuzreaktionen und einer daraus resultierenden Aufnahmeblockade des Tracers unbedingt erforderlich; ggf. ist das Absetzten der Medikation notwendig. Weitere Vorbereitungsmaßnahmen sind nicht erforderlich.

Die Untersuchung dauert insgesamt etwa 2–3 Tage und beinhaltet tägliche Aufnahmen.

Anwendungsbereiche
Phäochromozytome und Karzinoide lassen sich mit MIBG nachweisen und mit hohen Dosen ^{131}I-MIBG behandeln.

Rezeptoranaloga

^{111}In-Octreotide

Octreotide ist ein biologisch aktives Somatostatinanalogon, das spezifisch an den Somatostatinrezeptor bindet (bevorzugt Subtyp III und V). Der Rezeptor ist auf neuroendokrinen Tumoren deutlich überexprimiert. Das Analogon wird nach Rezeptorbindung internalisiert, das Indium intrazellulär langfristig gebunden, sodass intensive Anreicherungen beobachtet werden können. Es findet sich eine bevorzugte renale Exkretion, wobei nicht unerhebliche Mengen renal retiniert werden. Geringe Mengen werden hepatobiliär ausgeschieden, sodass, insbesondere auf den Spätaufnahmen, moderate Anreicherungen im Colon aszendenz beobachtet werden, die eine Bewertung abdomineller Prozesse erschweren.

Patientenvorbereitung und Untersuchungsablauf
Der Patient sollte nüchtern sein; weitere Vorbereitungsmaßnahmen sind nicht erforderlich. Bei geplanten Spätaufnahmen (24 h post injectionem) sollte vor den Aufnahmen eine Darmreinigung durchgeführt werden. Die Untersuchung dauert insgesamt etwa 4 (bis 24) h, mit Frühaufnahmen (1 und 4 h post injectionem) und Spätaufnahmen (24 h post injectionem).

Anwendungsbereiche
Neuroendokrine Tumoren (Phäochromozytom, Karzinoid, Insulinom, Hypophysenadenom) lassen sich mit hoher Sensitivität und Spezifität nachweisen.

Andere potenziell Somatostatinrezeptor-positive Tumoren (Hodgkin-Lymphom, Adenokarzinome von Mamma, Lunge – besonders Kleinzeller, kolorektale Karzinome, Melanom) haben unter Studienbedingungen vielversprechende Ergebnisse gezeigt; ein Umsetzen in die Routinediagnostik ist bisher nicht erfolgt.

^{99m}Tc-P289/-ect

Das oben genannte Radiopharmakon ist ebenfalls ein Somatostatinrezeptoragonist, zeigt aber ein deutlich unterschiedliches Bindungsverhalten im Vergleich zu Octreotide. Unter Studienbedingungen wurde eine hohe Genauigkeit bei der Dignitätsbeurteilung von solitären Lungenrundherden beschrieben (> 90 %), und es kann daher bei dieser Indikationsstellung eingesetzt werden. Vergleichende Untersuchung mit FDG-PET haben bei der Differenzierung von solitären Rundherden eine ähnlich hohe Treffergenauigkeit (Sensitiviät, Spezifität) ergeben, sodass diese Substanz in den USA und Europa für diese Indikationsstellung kürzlich zugelassen wurde.

Inwieweit es sich für die Diagnostik anderer Somatostatinrezeptor-positiver Tumoren eignet (was zu erwarten ist), wird noch intensiv untersucht.

Patientenvorbereitung und Untersuchungsablauf
Vorbereitungsmaßnahmen sind nicht erforderlich. Die Untersuchung dauert insgesamt etwa 4 h mit Frühaufnahmen (1–4 h post injectionem).

^{131}Jod/^{123}Jod (^{131}I/^{123}I)

Jod wird spezifisch und selektiv von Schilddrüsenzellen aufgenommen, in das Schilddrüsenhormon eingebaut und gespeichert. Die Jodaufnahme wird im hypothyreoten Zustand (hohes basales TSH) signifikant verstärkt und ist bei aufgefüllten Jodspeichern (z. B. nach Jodkontamination) vermindert oder blockiert. Jod wird von den Speicheldrüsen, der Nasenrachen- und der Magenschleimhaut (Darmaktivität) aufgenommen und sezerniert. Der Hauptteil des nichtthyreoidal aufgenommenen Jods wird renal (Blase) eliminiert.

Patientenvorbereitung und Untersuchungsablauf
Der Patient muss eine mindestens 2-wöchige absolute Hormonkarenz (4 Wochen keine T_4-Präparate und 2 Wochen keine T_3-Präparate) einhalten und sollte 3 Monate vorher keiner Jodkontamination (Röntgenkontrastmittel) ausgesetzt gewesen sein. Die Untersuchung dauert insgesamt 2 Tage und beinhaltet Ganzkörperaufnahmen 2 Tage nach oraler Gabe. Gegebenenfalls sind weitere Spätaufnahmen zur Differenzierung von Darmaktivität vs. Metastasen notwendig. Der Befund kann unmittelbar am Ende der Spätaufnahme beurteilt werden.

Anwendungsbereiche
Staging, Restaging und Nachsorge von differenzierten Schilddrüsenkarzinomen. Voraussetzung dafür ist das Fehlen von normalem Schilddrüsengewebe, wie es sich nach einer (kompletten) Thyreoidektomie im Rahmen der Karzinombehandlung der Schilddrüse ergibt. Da die applizierte Menge an Jod quantitativ so gering ist, würde die noch vorhandene Schilddrüse praktisch alles Jod aus dem Blut extrahieren, sodass für mögliche Schilddrüsenmetastasen, die darüber hinaus eine verminderte Jodaufnahme zeigen („kalte Knoten" im Vergleich zum normalen Schilddrüsengewebe), nicht ausreichende Mengen an Jod für eine externe Szintigraphie zur Verfügung stehen.

Monoklonale Antikörper

Monoklonale Antikörper (MAK) sind mittels der Hybridomtechnik hergestellte Antikörper (meist vom Isotyp IgG), die eine genau definierte Antigenspezifität und Affinität aufweisen. Es kommen sowohl komplette MAK als auch deren Fragmente [F(ab)$_2$ oder Fab] zur Anwendung. Aufgrund regulatorischer Hürden ist die Zahl der kommerziell erhältlichen MAK sehr gering, während in der präklinischen und klinischen Testung praktisch für alle Tumorarten MAK beschrieben wurden.

MAK verlassen die Blutbahn im Tumorgewebe wahrscheinlich wegen einer erhöhten Durchlässigkeit der Tumorkapillaren und werden aufgrund des Fehlens von Lymphgefäßen nicht abtransportiert.

Durch die spezifische Bindung an das Antigen kommt es zu einer Anreicherung und einer verlängerten Retention. Die Verteilungskinetik ist von der Größe des eingesetzten MAK abhängig: Komplette MAK zeigen eine hohe quantitative Tumoranreicherung, aber wegen einer hohen Hintergrundaktivität (Aktivität im Blutpool) nur einen unbefriedigenden Kontrast. MAK-Fragmente zeigen eine quantitativ geringere Tumoranreicherung, aber einen hohen Tumor-zu-Hintergrund-Kontrast, da sie deutlich schneller aus der Zirkulation eliminiert werden. Komplette MAK werden vorwiegend über die Leber extrahiert, während Fragmente renal ausgeschieden werden.

Patientenvorbereitung und Untersuchungsablauf
Eine besondere Vorbereitung ist nicht erforderlich. Der Patient ist über Allergien, mögliche vorangegangene Antikörpergaben und das Halten von Kleintieren (Mäuse, Ratten, Hamster, auch berufliche Exposition) wegen Kreuzallergien zu befragen. Bei Spätaufnahmen kann ggf. eine Darmreinigung notwendig sein. Die Untersuchung dauert insgesamt einen Tag für ^{99m}Tc-markierte und 2–4 Tage für ^{111}In-markierte MAK oder Fragmente. Neben planaren Aufnahmen werden auch tomographische Aufnahmen (SPECT) angefertigt.

Positronenemissionstomographie

PET-Tracer

Bei Positronenemittern wird beim radioaktiven Zerfall ein Positron (positiv geladenes Elektron) freigesetzt, das sich mit einem Elektron der Umgebung vereint. Dabei werden beide Partikel unter Aussen-

Zweck	Radionuklid	Substanz
Glukoseutilisation	^{18}F	Fluoro-Desoxyglukose
	^{11}C	Glukose
Perfusion	^{15}O	Wasser
	$^{82}Rb, ^{81}Rb$	Rubidiumchlorid
Blutvolumen	$^{15}O, ^{11}C$	Kohlenstoffdioxid
Sauerstoffextraktion	^{15}O	Sauerstoff
Hypoxie	^{18}F	Fluoromisonidazol
Proteinsynthese	^{11}C	Methionin, Leucin
	^{13}N	Glutamat
DNS-Synthese	$^{11}C, ^{18}F$	Thymidin
	^{18}F	Fluoro-Deoxyadenosin
Chemotherapeutika	^{18}F	5-Fluorouracil (5-FU)
	$^{11}C, ^{13}N$	BCNU
	^{13}N	Cisplatin
Östrogenrezeptoren	^{18}F	Fluoro-Östradiol
Progestinrezeptoren	^{18}F	Fluoro-Norprogesteron
Somatostatinrezeptoren	^{68}G	Octreotide
Tumor-Antigene	$^{86}Y, ^{124}I$	Monoklonale Antikörper

Tabelle 3. PET-Tracer in Praxis und Forschung

dung von 2 511-keV-Gammastrahlen, die charakteristischerweise in entgegengesetzter Richtung abstrahlen, vernichtet (Vernichtungsstrahlung). Einige Positronenstrahler sind deshalb von Interesse, da es sich um Isotope von Elementen handelt, die typischerweise als Bausteine in organischen Verbindungen auftreten (z. B. ^{11}C, ^{13}N, ^{15}O). Mit ihnen lassen sich biologisch *identische* Substanzen synthetisieren und somit ein biologisch relevantes Signal messen. Die wichtigsten PET-Tracer, bei denen bereits klinische Erfahrungen vorliegen, sind in Tabelle 3 zusammengefasst.

Der wesentliche Nachteil der oben genannten Positronenemitter ist ihre relativ kurze Halbwertzeit, die eine Synthese komplexer Verbindungen erschwert, unmöglich macht oder lange Transportwege ausschließt. Eine Ausnahme bildet das ^{18}F, mit einer Halbwertzeit von 110 min. Hierbei hat sich bisher fast ausschließlich das Glukosederivat ^{18}F-Desoxyglukose (FDG) als Tracer in der klinischen Anwendung durchsetzen können, während sich andere ^{18}F-Tracer noch in der Entwicklung bzw. in präklinischen Untersuchung befinden (vgl. Tabelle 3). Es sollte in diesem Zusammenhang erwähnt werden, dass erst bei einer ausreichend langen Halbwertzeit des Radionuklids

- Ganzkörperuntersuchungen, als Voraussetzung eines Tumor-staging,
- die Durchführung von mehreren Patientenuntersuchungen pro Tag (Verfügbarkeit einer Untersuchung) und
- die Belieferung an PET-Einrichtungen ohne eigenes Zyklotron (Satelittenkonzept)

möglich sind.

Bedeutung von Glukose in Malignomen

Die Bestimmung des Glukosestoffwechsels zur Tumordiagnostik – Nachweis von Tumoren oder eine Differenzierung von benignen und malignen Prozessen – basiert auf den Beobachtung von Warburg 1930, dass Malignome einen deutlich höheren Glukoseverbrauch aufweisen als normale Gewebe. Dies wurde vor allem auf den Umstand der anaeroben Glykolyse in Tumoren zurückgeführt, die nur eine inadäquate ATP-Gewinnung erlaubt und somit eine deutliche höhere Glukoseutilisation erfordert. Neuere Untersuchungen haben diese Beobachtung bestätigt und eine Reihe weiterer tumorassoziierter Veränderungen identifiziert wie die Überexpression von spezifischen Glukosetransportern, eine erhöhte Hexokinaseaktivität und ein Mangel an Glukose-6-Phosphatase. Weiterhin scheint der Glukosestoffwechsel eng mit der Proliferationsrate in Tumoren zu korrelieren und bildet somit die Basis für einen Vitalitätsnachweis z.B. nach therapeutischen Maßnahmen und erlaubt möglicherweise ein In-vivo-Grading.

Im nüchternen Ruhezustand beobachtet man nur im Gehirn (Kortex) eine signifikante Glukoseutilisation bzw. FDG-Anreicherung. Nach Nahrungsaufnahme zeigen sich eine deutliche Glukoseaufnahme im Herzen (Myokard), im Verlauf des Magen-Darm-Trakts und in der Leber. Ebenso findet sich nach muskulärer Belastung in den entsprechenden Muskelgruppen ein deutlich erhöhter Glukoseverbrauch. Der Tracer FDG selbst wird unverändert renal ausgeschieden, da er im Gegensatz zur Desoxyglulose nach glomerulärer Filtration nicht mehr reabsorbiert wird. Der Glukoseverbrauch in den verschiedenen Organen lässt sich durch einfache Maßnahmen (Nahrungskarenz > 4 h, Ruhephase nach Injektion des Tracers, ausreichend Flüssigkeit zur Urinverdünnung) gut kontrollieren und bewirkt so eine nur minimale Anreicherung in allen normalen Geweben, mit Ausnahme des Gehirns. Im Gegensatz dazu demaskieren sich pathologische Prozesse durch eine intensive Traceraufnahme.

Bedeutung von ^{18}F-Desoxyglukose (FDG)

Trotz einer Reihe anderer unspezifischer (Perfusion, Sauerstoffextraktion, Hypoxie, Proliferationsrate, Aminosäurestoffwechsel) oder spezifischer Veränderungen (Überexpression von Antigenen oder Rezeptoren) in Tumoren erfreut sich bisher nur das FDG einer allgemeinen Anwendung in der klinischen PET. Neben der Verfügbarkeit und einer ausreichend langen Halbwertzeit des Tracers, ist auch das Anreicherungsverhalten im Zielgewebe entscheidend. So haben sich insbesondere Tracer mit einem aktiven Anreicherungsmechanismus bewährt, gerade auch dann, wenn sie lange Zeit im Zielgewebe verbleiben („trapping"; z.B. Jod in der Schilddrüse). Wenngleich maligne Tumoren eine Reihe von tumorassoziierten Veränderungen der Glukoseutilisation zeigen, ist die radioaktiv markierte Glukose – aufgrund ihrer raschen Verstoffwechselung und Ausscheidung als H_2O und CO_2 – als Tracer ungeeignet.

Im Gegensatz dazu wird Desoxyglukose oder deren ^{18}F-Derivat zwar über spezifische Glucosetransporter intrazellulär aufgenommen und von der Hexokinase zum Desoxyglukose-6-Phosphat (DG-6P) phosphoryliert (Abb. 31), eine weitere Verstoffwechselung (Emden-Meyerhof-Zyklus) erfolgt aber nicht. DG-6P kann aufgrund seiner jetzt polaren Struktur die Zellmembran auch nicht mehr penetrieren. Durch einen Mangel der Phosphorylase, wie sie für eine Reihe hoch-maligner Tumoren typisch ist, wird DG-6P auch nicht mehr in die Ausgangsprodukte gespalten. Somit ist die FDG-Anreicherung im Wesentlichen eine Funktion des Glukoseverbrauchs (Einstrom) einerseits und der Dephosphorylierungsrate (Ausschwemmung) andererseits.

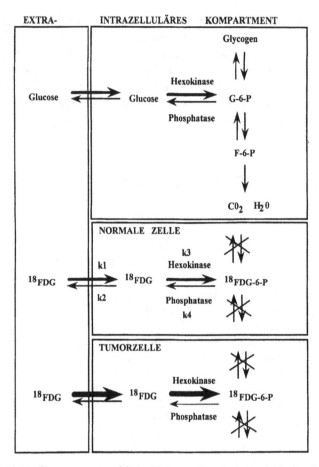

Abb. 31. Dreikompartmentmodell des Glukosestoffwechsels: Vergleich von Glukose und FDG in normalen und malignen Zellen

Insgesamt zeigen die Erfahrungen, dass ein Reihe von malignen Tumoren eine kontinuierliche FDG-Anreicherung bzw. ein Plateau zeigen, während in normalen Geweben (Ausnahme Hirn und Myokard) nach einer initialen Anreicherung FDG wieder ausgeschwemmt wird. Diese verbleibende Restaktivität in den verschiedenen Organen hat den Vorteil, dass sich eine Vielzahl von anatomischen „Landmarken" ergeben, die eine Bildbefundung deutlich vereinfachen. Bei Anwendung einer Schwächungskorrektur mittels Transmission können kontrastreiche Schichtbilder erzeugt werden, die sehr stark einem CT- bzw. MRT-Bild ähneln, die morphologische Auflösung aber nicht erreichen. Bei einer gleichzeitig guten Auflösung (> 3 mm) sind die Voraussetzungen für eine ausgezeichnete Korrelation von Morphologie und Funktion gegeben. Die Erfahrungen zeigen, dass dadurch die Sicherheit der Befundinterpretation (z. B. maligne vs. benigne) und die diagnostische Genauigkeit deutlich verbessert wird.

Patientenvorbereitung und Untersuchungsablauf
Der Patient muss nüchtern sein (> 4 h). Weitere besondere Vorbereitungen sind in der Regel nicht erforderlich. Bei ängstlichen Patienten kann u. U. die Gabe eines leichten Sedativums (z. B. Diazepam) oder zur Ruhigstellung des Darms die Gabe von Scopolaminderivaten (z. B. Buscpoan) erfolgen. Die Untersuchung dauert 3 – 4 h:

- 30 – 60 min Transmissionsmessungen,
- 45 – 60 min Anreicherungsphase und
- 30 – 60 min Emissionsaufnahmen.

Bei den neuen Software-Versionen mit iterativer Rekonstruktion wird eine „heiße" und verkürzte Transmission (2 min pro Bettposition) durchgeführt, sodass sich die Untersuchungszeit auf $1 – 1^1/_2$ Stunden verkürzen lässt.

Anwendungen von FDG-PET
Die Einsatzmöglichkeiten der FDG-PET unterliegen einem raschen Wandel, da sich in den letzten Jahren zunehmende Verbreitung und Einsatz ergeben haben. Aufgrund der Kostenexplosion im Gesundheitswesen wurden im Rahmen von Konsensuskonferenzen wissenschaftlich fundierte Indikationen („evidence-based medicine") für eine PET-Untersuchung im Bereich der Onkologie erarbeitet. Die Ergebnisse der Konsensuskonferenz von 2000 sind allerdings noch nicht verfügbar, sie sind aber im Vergleich zu der 1997 erarbeiteten Indikationsliste deutlich erweitert worden (Tabelle 4). Weiterhin hat der wissenschaftliche Beirat kürzlich empfohlen, die FDG-PET als Routinediagnostik in Krankenhäusern der Maximalversorgung einzuführen bzw. einzusetzen.

Tumor	Indikation	Bewertung*
Schilddrüsen-karzinom (differenziert)	V. a. Rezidiv (Jod-negative Metastasen)	Ia
	V. a. Metastasen (Jod-negative Metastasen)	Ia
	Nachweis weiterer Metastasen	Ib
Hirn	V. a. Rezidiv eines Glioms mit Entdifferenzierung	Ia
	Präoperative Funktionsdiagnostik	IIa
	Therapiekontrolle	IIa
Kolorektales Karzinom	Begründeter V. a:	
	Lokalrezidiv	Ia
	Lymphknotenmetastasen	Ia
	Fernmetastasen	Ia
	Therapiekontrolle nach Chemotherapie	Ib
	Therapiekontrolle nach Bestrahlung	IIa
Kopf-Hals	Suche bei unbekanntem Primärtumor	Ia
	Lymphknotenstaging (Primum resektabel)	Ib
	Lokalrezidiv (> 3 Monate nach Radiatio)	IIa
Malignes Melanom	Stadium II und III:	
	Lymphknotenstaging	Ia
	Fernmetastasen	Ia
	Restaging	IIa
	Rezidivdiagnostik	IIa
Bronchialkarzinom (nichtklein-zelliges)	Peripherer Rundherd (Risikopatienten)	Ia
	Lokalrezidiv	Ia
	Lymphknotenstaging	Ia
	Therapiekontrolle	IIa
Pankreas	Primärtumor-Differenzialdiagnose	Ia
	Lokalrezidiv (falls resektabel)	Ib
Maligne Lymphome	Primärstaging	Ib
	Resttumor nach Therapie	Ib
Keimzelltumoren (nicht-seminomatös)	Therapiekontrolle (nichtdifferenzierte Teratome)	Ib
	Lymphknotenstaging	IIa
	Restaging	IIa
Blasenkarzinom	Lymphknotenstaging	IIa
Mammakarzinom	Primärtumor	IIa
	Lokalrezidiv	IIa
	Lymphknotenstaging	IIa
	Fernmetastase (Hochrisikopatienten)	IIa
	Therapiekontrolle	IIa
Ovarialkarzinom	Restaging/Rezidiv	IIa

Bewertung: Ia angemessen, Ib akzeptabel, IIa hilfreich.
[Hier nicht aufgeführt sind Indikationen, bei denen eine Bewertung noch nicht möglich war (IIb) oder bei nachgewiesenem, fehlendem Nutzen (III)].

Tabelle 4. Klinische Bedeutung der FDG-PET bei ausgewählten Tumoren: Indikationen und Bewertung

Staging von Tumoren

Bei der Erstdiagnose eines malignen Tumors ist neben einer möglichst genauen Bestimmung der lokalen Ausdehnung besonders eine korrekte Ausbreitungsdiagnostik (lokale Metastasen, Fernmetastasen) notwendig, um adäquate therapeutische Maßnahmen planen zu können. Erfahrungen bei Autopsien oder der klinische Verlauf belegen bei einer Vielzahl von Tumoren häufig ein fortgeschritteneres Tumorstadium, als dies aufgrund diagnostischer Erkenntnisse zu erwarten war. Hierbei sind sowohl Einschränkungen bei der Sensitivität als auch bei der Spezifität einzelner Untersuchungsmethoden anzuführen. Die Einführung von modernen morphologischen Schnittbildverfahren (CT, MRT) hat im Allgemeinen zu einer deutlich verbesserten Sensitivität der Diagnostik geführt, aber sie eignen sich nicht routinemäßig für Ganzkörperuntersuchungen.

Funktionelle Untersuchungsmethoden mit spezifischen (MAK, rezeptoraffine Substanzen) oder unspezifischen tumoraffinen Tracern (z.B. ^{201}Tl, SESTAMIBI) haben die in sie gesetzten Erwartungen nicht erfüllt.

Im Gegensatz dazu hat der Einsatz von FDG-PET gezeigt, dass durch die avide Anreicherung von FDG in einer Reihe von Tumoren, im Vergleich zu normalen Geweben, sowie die hohe Auflösung moderner Scanner auch die Darstellung von kleinen malignen Prozessen (z.B. Lymphknotenmetastasen) und von Organmetastasen (Lunge, Leber) mit einer hohen Sensitivität möglich ist. Dabei spielt die Tatsche, dass sich Ganzkörperuntersuchungen durchführen lassen, eine wesentliche Rolle. Der damit verbundene Informationsgewinn im Rahmen des Stagings begründet die klinische Relevanz dieser Methode, da sie oft das Stagingergebnis und das damit verbundene Therapiemanagement in erheblichem Maße beeinflusst.

Primärtumoren

Eine funktionelle Untersuchungen nur des Primärtumors nach Diagnosestellung (T-Staging) ist meist aufgrund einer fehlenden Beurteilung von Tumorausdehnung, Infiltrationsverhalten etc., im Gegensatz zur morphologischen Bilddiagnostik (CT/MRT), nicht gegeben.

Eine Ausnahme stellt die Suche nach einem Primärtumor bei aufgetretenen Metastasen, dem so genannten CUP-Syndrom („cancer-of-unknown primary"), dar. Hier zeigen die Erfahrungen, dass die FDG-PET aufgrund ihrer hohen Sensitivität beim Nachweis maligner Läsionen, einer guten räumlichen Auflösung und der Möglichkeit einer Ganzkörperuntersuchung in 10 – 5 % der Fälle den Primärtumor nachweisen kann, wenn mittels konventioneller Diagnostik kein Tumornachweis erfolgen konnte.

Ein weiterer Aspekt, bei dem die Untersuchung des Primärtumors sinnvoll sein kann, ist der (frühzeitige) Nachweis der Wirksamkeit einer therapeutischen Maßnahme, z. B. bei einer präoperativen Chemo- oder Strahlentherapie zur Tumorreduktion, oder die Vitalitätsbeurteilung nach Abschluss einer Therapiemodalität (s. unten).

Lymphknotenmetastasen

Die Beurteilung von Lymphknoten (N-Staging) mittels morphologischer Methoden (CT, MRT) ist oft begrenzt, insbesondere bei normal großen ($<$ 1 – 1,2 cm) Lymphknoten, die definitionsgemäß als normal beurteilt werden, oder unspezifisch vergrößerten Lymphknoten, bei denen tumortypische Merkmale fehlen. Hier kann eine funktionelle Information entscheidend sein. Die Erfahrungen mit der FDG-PET belegen eine hohe Sensitivität (normal vs. pathologisch) und relative Spezifität (maligne vs. benigne) dieser Methode bei Bronchial- und Mammakarzinomen, kolorektalen Karzinomen, Melanomen, Kopf-Hals-Tumoren und Lymphomen. Eigene Untersuchungen zeigen auch einen Nutzen beim Zervix- und Ovarialkarzinomen.

Unter dem Gesichtspunkt einer therapeutischen Konsequenz ist die FDG-PET bei einer Reihe von Tumoren zur Verbesserungen des Lymphknotenstagings indiziert, insbesondere bei einem hohen Risiko von Lymphknotenmetastasen (Kopf-Hals-Tumoren, Mammakarzinom, Melanom, Lymphom), einem dringenden klinischen Verdacht, ansteigenden Tumormarkern und fehlenden oder suspekten morphologischen Befunden.

Dabei konnte mittels FDG-PET bei bis zu $^1/_3$ der Patienten ein Befall morphologisch unauffälliger Lymphknoten nachgewiesen oder ein vermuteter Befall (unspezifisch oder entzündlich vergrößerte Lymphknoten) ausgeschlossen werden, mit der Folge eines Up- bzw. Downstagings und Änderungen der jeweils geplanten Therapiemaßnahmen.

Organmetastasen (M-Staging)

Tumoren mit einem hohen Glukoseverbrauch zeigen dies nicht nur im Bereich des Primärtumors sondern auch in den unterschiedlichen Metastasenlokalisationen.

Normalerweise beobachtet man in Lunge und Knochenmark eine minimale, in Leber und Mediastinum eine moderate Traceranreicherung, sodass sich stoffwechselaktive Metastasen gut abgrenzen lassen. Eine Reihe von vergleichenden Untersuchungen belegen, insbesondere im Bereich der Leber, eine deutlich höhere Sensitivität der FDG-PET beim Nachweis von Metastasen im Vergleich zu MRT, CT und Ultraschall.

Ebenso lassen sich bei solitären Läsionen im Bereich von Lunge und Leber Aussagen über die Dignität gewinnen. Auch bei solitären Lebermetastasen von kolorektalen und Mammakarzinomen, bei denen eine operativen Resektion indiziert ist, können extrahepatische Manifestationen mit hoher Sicherheit und Genauigkeit nachgewiesen oder ausgeschlossen werden. Häufig findet sich darüber hinaus eine höhere Zahl an Lebermetastasen als zunächst angenommen wurde, sodass sich nach Einsatz von PET in ca. $^1/_3$ der Fälle eine Änderung des Tumorstadiums ergibt.

Da das Gehirn eine intensive FDG-Aufnahme zeigt und die Glukoseutilisation in den meisten Tumoren dem des Gehirns entspricht, lassen sich insbesondere kleinere Metastasen nicht sicher nachweisen.

Im Falle der Differenzierung zwischen einer zerebralen Toxoplasmose (kalte Läsion) vs. einem Lymphoms (heiße Läsion) bei Aids-Patienten scheint die FDG-PET ein sichere, nichtinvasive Differenzierung zu erlauben.

Erfahrungen im Bereich von Knochenmetastasen deuten an, dass osteoblastische Filiae eher FDG-PET negativ sind, während vorwiegend osteolytische Metastasen eine deutliche FDG-Anreicherung zeigen.

Rezidivnachweis

Postoperative Veränderungen der anatomischen Verhältnisse, insbesondere nach ausgedehnten Eingriffen, verhindern oft eine frühzeitige Differenzierung zwischen Narbengewebe und einem Rezidiv. Die Entwicklung von MAK, die spezifisch an Tumoren binden, um dadurch neues Tumorgewebe sichtbar zu machen, haben die in sie gesetzten Erwartungen nicht erfüllt und spielen in der klinischen Routinediagnostik nur eine untergeordnete Rolle. Auch unspezifische, tumoraffine Substanzen wie ^{201}Tl, ^{99m}Tc-SESTAMIBI oder ^{67}Ga werden nur ausnahmsweise zur Tumordiagnostik eingesetzt. Untersuchungen zum klinischen Einsatz der FDG-PET haben sehr schnell gezeigt, dass dieses Verfahren bei hoher Auflösung und einem gutem Bildkontrast beim Nachweis von Tumorrezidiven eine hohe Sensitivität aufweist. Hier liegen insbesondere Erfahrungen bei primären Hirntumoren, kolorektalen Karzinomen, Mammakarzinomen und Kopf-Hals-Tumoren sowie Lymphomen vor. Bei dokumentierten morphologischen Veränderungen (Ultraschall, CT, MRT) liegt dabei zusätzlich die Spezifität (maligne vs. benigne) der Information deutlich über der der üblichen morphologischen Verfahren. Hierbei spricht das Fehlen einer FDG-Aufnahme gegen ein Rezidiv, während eine deutliche Anreicherung mit hoher Sicherheit ein Rezidiv anzeigt. Beim gemeinsamen Einsatz von Funktion (FDG-PET) und Morphologie (CT/MRT) ist übereinstimmend von zahlreichen Arbeitsgruppen ein deutlicher Zugewinn der diagnostischen Genauigkeit beobachtet worden (Kosteneffektivität).

Auch lässt sich bei einer geplanten Biopsie durch die funktionelle Information der Punktionsort besser eingrenzen, um so für die Diagnose relevantes Material zu gewinnen.

Therapiemonitoring

Nach Abschluss therapeutischer Maßnahmen ergeben sich in der Regel typische Fragen bezüglich

- eines Therapieerfolges,
- vitaler Tumorreste oder
- Dignität morphologischer Veränderungen (Narbe vs. Tumorrezidiv).

Aber auch bei teuren und/oder nebenwirkungsreichen Chemotherapeutika ist eine frühzeitige Diskriminierung zwischen einem Therapieansprechen bzw. -versagen von hoher Relevanz. Hier sind morphologische Methoden ungeeignet, da der Nachweis einer Volumenänderung nur nach einem relativ langen Zeitintervall (in der Regel > 3 Monate) möglich ist. Auf der anderen Seite scheinen akute Effekte auf den Proliferationsstatus mit funktionellen Methoden wie FDG-PET gut erfassbar zu sein. So belegen eine Reihe von Studien einen Zusammenhang zwischen dem Grad der FDG-Aufnahme und der Proliferationsrate in verschiedenen Tumoren. Diese Beobachtungen dienen als Grundlage, proliferierendes (Rezidiv) von ruhendem (Narbe) Gewebe zu unterscheiden.

Weiterhin konnte im Rahmen von Verlaufsuntersuchungen vor und nach Chemotherapie und/oder Strahlentherapie gezeigt werden, dass eine Tumorremission mit einer kontinuierlichen Reduktion der Glukoseutilisation über die Zeit korreliert. Im Gegensatz dazu fand sich bei therapieresistenten Tumoren eine unveränderte oder sogar verstärkte FDG-Aufnahme. Hier liegen klinische Erfahrungen insbesondere bei Lymphomen, kolorektalen Karzinomen, Kopf-Hals-Tumoren, Mammakarzinomen, Melanomen und Osteosarkomen vor.

Bei ausgedehntem Tumorbefall mit multiplen Metastasen verdeutlicht die FDG-PET eine hohe Variabilität des therapeutischen Ansprechens in den unterschiedlichen Metastasen einzelner Patienten, ein Umstand der bei systemischen Therapien viel zu wenig gewürdigt wird. Das Therapieergebnis bezogen auf die einzelne Metastase war dabei gut mit der Veränderung der FDG-Aufnahme korreliert.

Dieser Ansatz des funktionellen Therapiemonitoring ist sehr vielversprechend und zurzeit Gegenstand kontrollierter Studien.

Limitationen

Eine vermehrte FDG-Aufnahme wird auch in einer Reihe benigner Prozesse mit einem hohen Zellumsatz bzw. Glukosebedarf beobachtet.

Akut-entzündliche Prozesse sowie regenerative Veränderungen z. B. kurz nach operativen Eingriffen können eine intensive FDG-Anreicherung zeigen und somit maligne Prozesse maskieren oder vortäuschen. Narbengewebe selbst zeigt praktisch keine vermehrte FDG-Anreicherung, sodass eine gute Differenzierung zwischen Narbe und Rezidiv gegeben ist. Chronisch entzündliche Prozesse zeigen in der Regel nur eine minimale bis moderate FDG-Akkumulation und lassen sich gut von hoch malignen Prozessen differenzieren. Kurz zurück liegende Bestrahlungen oder Chemotherapien (Tage) können entweder zu einer deutlich reduzierten FDG-Aufnahme oder in der reaktiven Phase zu einer vermehrten Anreicherung führen und so Grund für Fehlinterpretationen sein. Hier sind einerseits eine adäquate Patientenselektion durch einen erfahrenen Kliniker und eine detaillierte Anamnese (Zeitpunkt der Operation, Chemotherapie, akute und chronische Erkrankungen etc.) sowie andererseits die Korrelation mit aktuellen morphologischen Befunden unerlässlich. Unter diesen Bedingungen lassen sich nicht nur hohe Sensitivitäten, sondern auch hohe Spezifitäten (maligne vs. benigne) erreichen.

Ein Teil des applizierten Tracers wird renal ausgeschieden, sodass bei ungenügender Flüssigkeitszufuhr radioaktiver Urin im Nierenkelchsystem die Beurteilung von Nieren und Nebennieren erschweren kann. Bei ungenügender Blasenentleerung ist darüber hinaus die Beurteilung des Beckens deutlich reduziert. Bei speziellen Fragestellungen (kolorektales Lokalrezidiv) kann/sollte ggf. ein doppelläufiger Blasenkatheter eingesetzt werden.

Muskuläre Verspannung (Angst, asthenische Patienten, muskuläre Belastung nach Tracerapplikation) kann zu erheblichen Mehrspeicherungen führen, die nicht in allen Fällen sicher von malignen Foci differenziert werden können. Bei ängstlichen Patienten empfiehlt sich eine leichte und frühzeitige Sedierung (z. B. Diazepam), am besten $1/2$–1 h vor Tracergabe, und eine entspannte Lage (Liegen in einem separaten, abgedunkelten Raum) nach Injektion.

Erhöhte basale Blutzuckerwerte führen zu einer relativen Abnahme der Tracerakkumulation in Tumorgewebe im Vergleich zum normalen Umgebungsgewebe. Beste Ergebnisse werden erfahrungsgemäß bei einem Blutzuckerspiegel < 120 mg% beobachtet. Bei deutlich höheren Werten (> 150 mg%) kann Insulin verabreicht werden; hierbei ist allerdings ein „steady-state" (d. h. kein weiterer Abfall des Blutzuckerspiegels, ca. $1/2$–1 h post injectionem) vor Tracerinjektion abzuwarten.

Spezielle Nachweismethoden und zukünftige Aspekte

PET mit speziellen Tracern

Der Einsatz der Positronenemitter (z. B. ^{11}C oder ^{15}O) erlaubt die Synthese von biologisch identischen Substanzen (Aminosäuren, DNA-Bausteine). Somit können in vivo deren Verteilung und Metabolisierungswege sichtbar gemacht und quantifiziert werden. Im Bereich der Onkologie erhofft man sich so, eine spezifischere Unterscheidung zwischen normalen und malignen Zellen zu ermöglichen (eine Zusammenstellung der wichtigsten PET-Tracer zeigt Tabelle 3).

Zurzeit werden vorwiegend Analysen des Proteinstoffwechsels mit ^{11}C-Methionin und die DNA-Synthese mit ^{11}C- bzw ^{18}F-Thymidin durchgeführt. Hierbei lassen sich nicht nur Informationen über die Ausbreitung (Staging), sondern auch über den Malignitätsgrad (Grading) und Frühaussagen über den möglichen Therapieausgang (Therapiemonitoring) erzielen.

Weitere Möglichkeit umfassen die Markierung von spezifischen Rezeptorliganden (Östrogen) und Chemotherapeutika. Bei der zuletzt genannten Substanzgruppe kann möglicherweise vor einer geplanten Chemotherapie die Aufnahme in den fraglichen Tumor quantitativ bestimmt werden.

N. Döbert, E. Klemm

Zu den in der Ophthalmologie eingesetzten nuklearmedizinischen Methoden zählen im Wesentlichen die Dakryoszintigraphie, Immunszintigraphie, Skelettszintigraphie, Octreotidszintigraphie und die PET.

Dakryoszintigraphie

Die Dakryoszintigraphie wird präoperativ bei Tränenwegsstenosen ergänzend zur Dakryozystographie (Kontrastdarstellung der Tränenwege) durchgeführt. Epiphora und postoperative Verlaufskontrollen nach Sanierung der Tränenwege sind Indikationen für die Dakryoszintigraphie. Dabei wird eine kleine Menge einer ^{99m}Tc-Pertechnetat-Lösung (3,7 MBq in 10 µl physiologischer NaCl-Lösung) in den Bindehautsack pipettiert und dessen Abtransport im nasolakrimalen System über eine Sequenzszintigraphie dokumentiert. Zur Differenzierung funktioneller Stenosen wird dann der Bindehautsack gespült. Ein Seitenvergleich ist nötig zur genauen Lokalisation einer Stenose. Die Strahlenexposition der Linse beträgt 30 mGy und entspricht damit der Strahlenbelastung einer Röntgenaufnahme des Schädels [1, 2].

Immunszintigraphie

Die Immunszintigraphie mit melanomspezifischen monoklonalen Antikörpern wird zum Nachweis von Aderhautmelanomen und okulären Melanomen sowie zur Differentialdiagnostik gegen andere Prozesse eingesetzt. Diese Antikörper (225.28 s, p97) sind gegen hochmolekulare Membranantigene maligner Melanome gerichtet und werden zur szintigraphischen Bildgebung mit ^{99m}Tc markiert. Es erfolgen planare Aufnahmen und eine Tomographie (SPECT) 16 h nach i.v.-Injektion des markierten Antikörpers.

Skelettszintigraphie

Zur Beurteilung ossärer Prozesse im Bereich der Orbita ist wie auch im übrigen Skelettsystem die Knochenszintigraphie mit ergänzender SPECT empfehlenswert. Die Akquisition erfolgt 2–3 h nach i.v. Applikation von ^{99m}Tc-MDP oder ^{99m}Tc-DPD. Eine ossäre Destruktion der angrenzenden Orbita bei okulären Melanomen kann auf diese Weise szintigraphisch nachgewiesen werden. Bei fraglich entzündlichen Prozessen sollte eine Dreiphasenuntersuchung durchgeführt werden.

Korallenimplantate und ihre Revaskularisation lassen sich ebenfalls skelettszintigraphisch darstelllen.

Positronenemissionstomographie

Bei Abklärung zerebraler, Orbita- und intraokulärer Tumoren wie z.B. Aderhautmelanomen stellt die PET eine Untersuchungsmethode dar, die nicht nur einen lokalen Malignitätsnachweis sondern auch ein komplettes Staging ermöglicht. Die PET ist ein etabliertes Verfahren zur Beurteilung der zerebralen Perfusion, des Glukosestoffwechsels und des Sauerstoffverbrauchs, u.a. im Bereich der Sehrinde, und ergänzt CT und MRT in der zerebralen Ischämiediagnostik.

Octreotidszintigraphie

Mittels Octreotidszintigraphie gelingt eine zuverlässige Befunderhebung der klinischen Aktivität einer endokrinen Orbitopathie. 5 h nach Applikation von 220 MBq ^{111}In-DTPA-D-Phe[1]) Octreotid erfolgt eine SPECT-Rekonstruktion. Die Behandlung mit Somatostatinanaloga (z.B. Octreotide) stellt eine neue, vielversprechende Therapieform der fortgeschrittenen endokrinen Orbitopathie dar.

Literatur

1. Brizel HE, Sheils C, Brown M (1975) The effects of radiotherapy on the naso-lacrimal system as evaluated by dacryoscintigraphy. Radiology 116: 373–381
2. Büll U, Schicha H, Biersack HJ, Knapp WH, Reiners C, Schober O (2001) Nuklearmedizin, 3. Aufl. Thieme, Stuttgart

S. Graichen, K. Hamad

Die Nuklearmedizin ist ein wesentlicher Bestandteil der nichtinvasiven Diagnostik von Erkrankungen des Skelettsystems geworden. Hier ist als Verfahren in erster Linie die Skelettszintigraphie zu nennen. Diese ist dabei aufgrund ihrer hohen Sensitivität nicht nur als Ergänzung zur konventionellen Röntgenuntersuchung zu sehen, sondern sie bietet vielmehr aufgrund der Quantifizierung des Knochenmetabolismus (veränderte Durchblutung, veränderte Osteoblastenaktivität) eine wichtige Technik, die eine Aussage über die Funktion verschiedener knöcherner Parameter erlaubt. Diese funktionellen Veränderungen können in verschiedenen Fällen den morphologisch (radiologisch) nachweisbaren Alterationen vorausgehen.

Die nuklearmedizinischen Verfahren haben sich ihren Platz als Screeningmethode zum Nachweis möglicher betroffener Areale nicht zuletzt deshalb erobert, weil es sich um eine Ganzkörpertechnik handelt.

Neben der Skelettszintigraphie kommt noch die Entzündungsszintigraphie und die Galliumszintigraphie häufig in der Bearbeitung orthopädisch/traumatologischer Fragestellungen zum Einsatz.

Im Folgenden werden die verschiedenen nuklearmedizinischen Techniken in ihrer Indikation, Durchführung und mit den wesentlichen Befunden vorgestellt.

Skelettszintigraphie

Die Skelettszintigraphie stellt die metabolische Aktivität des Knochens und deren Veränderung durch Alterationen der Vaskularisierung bzw. der Osteoblastenaktivität dar. Sie zeichnet sich durch eine exzellente Sensitivität (98 %) bei jedoch geringerer Spezifität aus. Veränderungen im Knochenstoffwechsel können einer radiologischen Manifestation weit vorausgehen und entgehen ohne die Durchführung einer Skelettszintigraphie oft einer frühzeitigen Diagnostik. So ist beispielsweise die konventionelle Radiographie zwar in der Lage, morphologische Veränderungen mit einer weit höheren regionalen Auflösung darzustellen, eine Mineralsalzminderung von unter 30 % kann jedoch nicht dargestellt werden.

Technik

Als osteotrope Substanz werden unterschiedliche Biphosphonate verwendet, die mit dem metastabilen Isotop ^{99m}Tc markiert werden:

- ^{99m}Tc-MDP (Methylendiphosphonat),
- ^{99m}Tc-DPD (Dicarboxypropandiphosphonat),
- ^{99m}Tc-HMDP (Hydroxymethylendiphosphonat).

Aufnahmemechanismen

Der Einbau des osteotropen Tracers in den Knochen erfolgt über eine Reaktion des Biphosphonats mit den Hydroxyapatit-Kristallen der kortikalen Schicht des Knochens. Ein weiterer, supplementärer Bindungsmechanismus zeigt eine hohe Affinität zu unreifem Kollagen, wie es in Narbengewebe oder bei kollagenösem Knochenumbau (Morbus Paget) vorkommt. Diese beiden Bindungsmechanismen erklären die extraossären Traceranreicherungen, z. B. in Narben, Neoplasien mit hoher Hydroxyapatit-Ausfällung (Bronchialkarzinom) und bei renalen Funktionsstörungen mit konsekutiver Hyperkalzämie. Ein weiterer unspezifischer Bindungsmechanismus erklärt die Anreicherung des osteotropen Tracers in nekrotischem Muskelgewebe (Myokardinfarkt, Rhabdomyolyse). Hier führt der abnormal erhöhte intrazelluläre Einstrom zu einer Ausfällung von Kalziumkomplexen, an die die Biphosphonate gebunden werden.

Das Ausmaß der Biphosphonataufnahme in den Knochen ist u. a. abhängig von der regionalen Durchblutung und der Knochenclearance. Letztere wiederum ist abhängig von mikrovaskulären Strukturen im Knochen, die bei erhöhter Osteoblastenaktivität geöffnet werden, um eine ausreichende Versorgung des betreffenden Gebietes zu gewährleisten.

Eine Steigerung der Osteoblastenaktivität kann durch verschiedene Mechanismen, wie Traumen, regionale Störungen des sympathischen Nervensystems aber auch durch Tumoren verursacht werden.

Drei Phasen der Skelettszintigraphie

Die 1. Phase der Skelettszintigraphie, die arterielle oder Perfusionsphase (innerhalb der 1. Minute nach Injektion der Substanz), repräsentiert die arterielle Anflutung des Tracers im jeweiligen Gebiet. Hypervaskularisation oder verminderte Perfusion kommen als Mehr- oder Minderanreicherung zur Darstellung (Abb. 32 a).

Die 2. oder Blutpoolphase (ab 1 min post injectionem bis 5 min post injectionem) bezeichnet weitgehend das venöse Pooling der Substanz. Hier zeigt sich eine Hyperämie bzw. eine Minderversorgung erneut als Mehr- oder Minderspeicherung des Tracers (Abb. 32 b).

Die 3. Phase, bei der die Akquisition überlicherweise > 2 h post injectionem erfolgt, repräsentiert den Knochenstoffwechsel. Eine Steigerung der Osteoneogenese geht mit einer deutlichen Mehrspeicherung des Radiopharmakons im entsprechenden Bereich einher (Frakturen, viele Tumoren), während eine Verschiebung des Osteometabolismus zugunsten der Osteoklasten oder ein regionärer Ausfall des Osteometabolismus (z. B. bei einer Knochennekrose) zu einer Minderspeicherung bzw. einer fehlenden Anreicherung des Tracers führt (Abb. 32 c).

Aufnahmetechniken
Je nach Diagnose erfolgt die Skelettszintigraphie in Ein-, Zwei- oder Dreiphasentechnik.

In der Perfusionsphase kann nur eine begrenzte Region (z. B. Hände, Füße, Knie etc.) untersucht werden. Die Aufnahme erfordert eine Bildsequenz von 1 Bild alle 0,5 – 3 s für die ersten 30 – 60 s und wird in dorsaler oder ventraler Projektion durchgeführt. Die Akquisition wird mit der i. v.-Injektion des Radiotracers gestartet.

Im Anschluss an die Perfusion erfolgt die Akquisition des Blutpools in dorsaler und ventraler Projektion. Dies kann in Ganzkörpertechnik oder Teilkörpertechnik (einzelne Regionen, hier sind

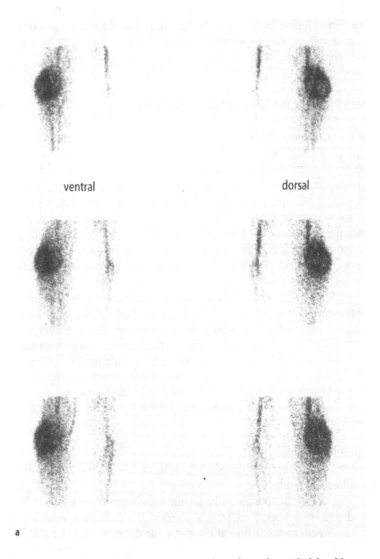

ventral   dorsal

a

Abb. 32 a–c. 17-jähriger Patient mit Ewing-Sarkom des rechten Fibulaköpfchens.
Sowohl in der Perfusionsphase (**a**) als auch in der Blutpool- (**b**) und Spätphase (**c**)
zeigt sich eine deutlich gesteigerte Aktivitätsanreicherung im Bereich des rechten
Fibulaköpfchens

b

Abb. 32 b

aufgrund der Zeitspanne mehrere Regionen möglich) erfolgen (Dauer: ca. 5–10 min).

Etwa 2–4 h post injectionem findet die Spätphasenaufnahme statt. Sie erfolgt im Großteil der Fälle in Ganzkörpertechnik in dorsaler und ventraler Projektion (Dauer: ca. 15–20 min). Je nach Fragestellung können zusätzlich Teilkörperaufnahmen einzelner Regionen mit Zoom angefertigt werden.

In allen 3 Phasen der Skelettszintigraphie kann eine Quantifizierung einzelner Bereiche erfolgen. Dies geschieht, indem eine „region of interest" (ROI) über die entsprechende Region gelegt wird, die im Falle einer späteren Verlaufskontrolle über den Therapieerfolg oder -misserfolg Auskunft geben kann.

SPECT-Technik

Die SPECT-Technik ermöglicht aufgrund einer dreidimensionalen Erfassung einzelner Skelettabschnitte eine genauere Visualisierung der jeweils interessierenden Region. Ähnlich der CT ist hier eine Betrachtung in koronarer, sagittaler und transaxialer Ebene möglich. Auf diese Weise werden Überlagerungen und Aufeinanderprojektionen, bedingt durch die zweidimensionale Bilddarstellung der planaren Szintigraphie, vermieden. So lässt sich beispielsweise eine Läsion im Bereich eines Wirbelkörpers auf einen Defekt im Facettengelenk, im lateralen Anteil des Wirbelkörpers oder im Wirbel-

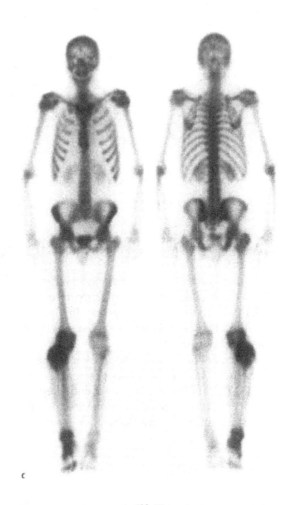

Abb. 32 c

bogen lokalisieren. Dies gibt wertvolle Hinweise zur Dignität einzelner Befunde bzw. dient der besseren Differenzierung zwischen degenerativen Befunden und suspekten Läsionen.

Vorbereitung des Patienten
Generell gilt:

- eine Nahrungskarenz ist nicht notwendig,
- die Medikation kann in der Regel in üblicher Weise eingenommen werden,
- eine ausreichende Hydrierung (mindestens 1 l Flüssigkeit) sollte erfolgen.

Indikationsalgorithmen der Skelettszintigraphie für häufige orthopädische Erkrankungen

1. Ossäre Metastasen,
2. benigne und maligne Knochentumoren,
3. Differenzierung akute/chronische Osteomyelitis/Spondylitis,
4. Hüftkopfnekrose/Morbus Perthes,
5. septische und aseptische Endoprothesenlockerung,
6. Frakturen/Frakturheilung/Pseudarthrosen,
7. Arthritiden (Psoriasis, rheumatoide Arthritis, Sapho-Syndrom),
8. spezielle Fragestellungen: Morbus Paget, „battered child syndrome", Morbus Sudeck, Histiozytosis X, Myositis ossificans, transiente Osteoporose, heterotope Ossifikation.

Ossäre Metastasen

Die Skelettszintigraphie hat sich als Screeningmethode zur Detektion und Verlaufskontrolle ossärer Filiae durchgesetzt. Da fokale Änderungen im Knochenstoffwechsel, wie sie für Metastasen typisch sind, radiologisch nachweisbaren morphologischen Veränderungen oft lange vorausgehen, ist der Nachweis von Metastasen deutlich früher als mit radiologischen Methoden möglich. Dies gilt allerdings nahezu ausschließlich für osteoblastische Metastasen. Osteolytische Herdbefunde, die sich z. T. als Aktivitätsminderanrei-

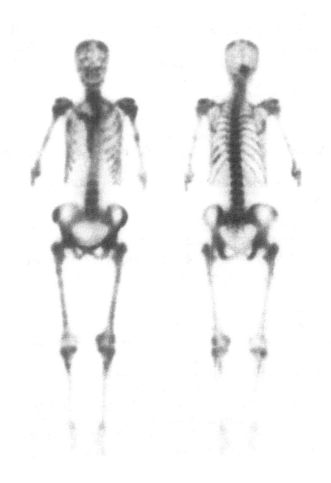

Abb. 33. 51-jährige Patientin mit Mammakarzinom rechts pT4pN1Mx. In der Spätphase der Knochenszintigraphie zeigt sich eine diffuse ossäre Metastasierung im gesamten Skelettsystem

cherung (sog. „cold lesions") darstellen, lassen sich nur bedingt (größen- und lokalisationsabhängig) detektieren.

Meist ist für die Detektion von Knochenmetastasen die Einphasenszintigraphie ausreichend (Abb. 33).

Maligne und benigne Knochentumoren

Die Aufnahme bei malignen wie benignen Knochentumoren sollte in der Dreiphasentechnik durchgeführt werden (vgl. Abb. 32 a – c). Während ein Teil der benignen Knochentumoren eine geringe bis fehlende Mehrperfusion und Hyperämie zeigt (Ausnahme Osteoidosteom, Osteoblastom, aneurysmatische Knochenzyste), weisen maligne Tumoren eine meist intensive arterielle Perfusion und eine deutliche Hyperämie auf. Jedoch können bei der Ganzkörperszintigraphie nicht nur der Primarius, sondern auch eventuelle Metastasen detektiert werden. Des Weiteren dient die Skelettszintigraphie neben anderen bildgebenden Verfahren der Verlaufskontrolle unter Therapie. An dieser Stelle sei auf die PET hingewiesen, die sich in den letzten Jahren einen festen Platz in der Diagnostik und im Therapiemonitoring maligner Erkrankungen erobert hat.

Differenzierung zwischen akuter und chronischer Osteomyelitis

Die Differenzierung zwischen einer akuten und einer chronischen Osteomyelitis ist mittels Dreiphasenszintigraphie möglich. Während die akute Osteomyelitis eine intensive Perfusion und Hyperämie aufweist, ist bei der chronischen Osteomyelitis lediglich eine diskrete Hyperämie bei allenfalls diskret gesteigerter Perfusion nachzuweisen. Gleiches gilt für die Spondylitis.

Hüftkopfnekrose/Morbus Perthes

Für beide Erkrankungen sollte eine Dreiphasenszintigraphie erfolgen. Die Hüftkopfnekrose zeigt wie alle Osteonekrosen eine Minderbelegung im entsprechenden Gebiet in allen 3 Phasen der Szintigraphie. Auch hier ist eine frühe Diagnose (nach ca. 12 h) möglich.

Der Morbus Perthes zeigt je nach Stadium ein unterschiedliches szintigraphisches Bild. Im Initialstadium weist die proximale Femurepiphyse eine Minderbelegung auf, die charakteristisch für den Legg-Calvé-Perthes ist. Im Verlauf der Erkrankung geht sie in eine Mehrbelegung über als Ausdruck der Revaskularisierung der Epiphysenfuge. In den letzten 2 Jahren hat die MRT im Initialstadium des Morbus Perthes jedoch zunehmend an Bedeutung gewonnen.

Septische und aseptische Endoprothesenlockerung

In Abhängigkeit von der Implantationsweise (zementiert/zementfrei) sollte sich in der Zweiphasenszintigraphie sowohl in der Blutpool-, als auch in der Knochenphase eine unauffällige periprothetische Aktivitätsverteilung nach 1 Jahr bei zementierten und nach 2 Jahren bei zementfreien Prothesen zeigen. Als unauffällig gilt eine fehlende Anreicherung des Radiopharmakons entlang des Prothesenschaftes in der Knochenphase, wobei die Schaftspitze aufgrund der Mikrobewegungen sehr häufig eine fokale Anreicherung in diesem Bereich aufweist. Dieses Phänomen ist bei zementfreien Prothesen wesentlich ausgeprägter als bei zementierten. Eine persistierende Mehranreicherung entlang des Prothesenschaftes in der Knochenphase weist auf eine Lockerung hin. Bei korrelierender Mehrbelegung in der Blutpoolphase besteht der Verdacht auf eine septische Genese der Lockerung.

Zur Differenzierung zwischen septischer und aseptischer Endoprothesenlockerung sollte im Anschluss an eine positive Skelettszintigraphie eine Entzündungsszintigraphie (z. B. bei Verdacht auf akut entzündliche Prozesse) oder Galliumszintigraphie (auch geeignet für chronisch entzündliche Prozesse) erfolgen. Hier sei angemerkt, dass etwa 10 % der Patienten eine persistierende periprothetische Mehrbelegung zeigen, obwohl keinerlei Komplikationen auftreten.

Frakturen/Frakturheilung/Pseudarthose

Die meisten Frakturen, gleich welcher Genese (traumatisch, Stress, Osteoporose) lassen sich innerhalb von 24 h nach dem Ereignis in der Skelettszintigraphie darstellen. In allen Fällen sollte eine Drei-

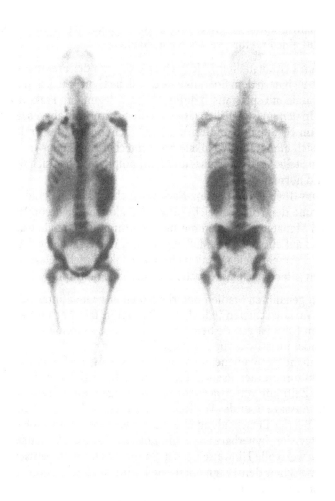

Abb. 34. 37-jährige Patientin mit bekanntem i.v.-Drogenmissbrauch. Rezidivieren-
de Fieberschübe und Zustand nach Staphylococcus-aureus-Sepsis. Im Knochen-
markszintigramm findet sich ein Speicherdefekt rechts paravertebral im Bereich
der oberen Brustwirbelsäule und das Bild einer globalen Markexpansion

phasenszintigraphie durchgeführt werden. Skelettszintigraphisch durchläuft eine Fraktur 3 verschiedene Stadien:

- Stadium I (Akutstadium): Je nach Lokalisation der Fraktur zeigt sich ab 24 h nach dem Ereignis eine deutliche Hyperperfusion und Hyperämie mit spätstatisch diffuser Mehrbelegung im Frakturbereich. In den meisten Fällen lässt sich die Frakturlinie abgrenzen.
- Stadium II (Subakutstadium): 4–12 Wochen nach der Fraktur zeigt sich eine intensive fokale Mehrspeicherung an der frakturierten Stelle. Die Perfusions- und Blutpoolphase haben sich weitgehend normalisiert.
- Stadium III (Heilungsphase): Nach 12 Wochen tritt eine graduelle Abnahme der Traceranreicherung im Frakturbereich ein. Nach etwa 6 Monaten ist bei den meisten Frakturen der Knochenstoffwechsel auf ein normales Maß abgesunken und zeigt keine deutliche Tracermehrspeicherung mehr. Flaue fokale Mehrbelegungen können jedoch noch Jahre später auf eine alte Fraktur hinweisen.

Die oben genannten Stadien unterliegen einer großen interindividuellen Varianz, dienen jedoch zur Detektion frischer und alter Frakturen (dies ist gerade beim Battered child syndrome von entscheidender juristischer und sozialer Bedeutung).

Anhand der Stadieneinteilung ist eine verzögerte Heilung bzw. die Ausbildung einer Pseudarthrose zu diagnostizieren. Jedoch sollte ein Zeitraum von etwa 6 Monaten vergangen sein, um eine verlässliche Aussage über das Vorliegen einer Pseudarthrose treffen zu können. Bei der Entscheidung über das Therapieregime in solchen Fällen (Revision, hyperbare Oxygenierung etc.) kann die Skelettszintigraphie wertvolle Hinweise liefern. So macht ein photopenischer Defekt zwischen den Fragmenten auch eine spätere Fusion sehr unwahrscheinlich. In solchen Fällen ist eine Revision erforderlich.

An dieser Stelle sei auch erwähnt, dass die Skelettszintigraphie bei der Diagnose der meisten Frakturen keine Rolle spielt, da sie radiologisch ohne größere Schwierigkeiten gesichert werden können.

Radiologisch oft schwer diagnostizierbare Frakturen im Bereich der Mittelhandknochen (Skaphoid-, Navikularfraktur), nichtdislozierte Schenkelhalsfrakturen und Grünholzfrakturen bei Kindern sind die Domäne der Nuklearmedizin. Hier sind die radiologischen Veränderung oft so gering, dass eine sichere Diagnose nicht gelingt.

Arthritiden

Bei allen Arthritiden (gleich welcher Genese) empfiehlt sich eine Dreiphasenszintigraphie. So kann eine begleitende entzündliche Weichteilkomponente (floride oder chronisch) diagnostiziert werden. Es sollten in jedem Falle Einzelaufnahmen der betroffenen Gelenke in 2 Phasen erfolgen. Die Perfusionsphase bleibt der Region mit der größten Schmerzhaftigkeit vorbehalten. Je nach Grunderkrankung zeigt sich ein typisches szintigraphisches Bild (z. B. bei Psoriasis: strahlförmiger Befall der Phalangen und Gelenke). Therapieverläufe, wie sie beispielsweise für die rheumatoide Arthritis wichtig sind, lassen sich mittels Skelettszintigraphie einfach verfolgen.

Bei Verdacht auf eine septische Arthritis sollte zur Verifizierung eine Entzündungsszintigraphie durchgeführt werden.

Spezielle Fragestellungen

Bei allen unten genannten speziellen Fragestellungen sollte eine Dreiphasenskelettszintigraphie erfolgen.

Morbus Paget. Hier zeigt sich in den ersten beiden Phasen eine diskret vermehrte Perfusion und Hyperämie. Ganz charakteristisch für den Morbus. Paget ist jedoch eine massive, dem Knochenverlauf folgende Mehrspeicherung, die selten ein fokales Muster zeigt.

Battered child syndrome. Hier ist die Hauptfragestellung meist die Detektion frischer und alter Frakturen, die sich u. a. mittels Dreiphasenszintigraphie unterscheiden lassen. Am häufigsten sieht man Frakturen des Gesichtsschädels und der Kalotte sowie Epiphysenabsprengungen, vor allem an den proximalen Humeri (durch Schütteln des Kindes).

Bei älteren Kinder kommen häufig auch Unterarmfrakturen (durch Abwehrhaltung) hinzu.

Morbus Sudeck. Die sympathische Reflexdystrophie zeigt im akuten Stadium in allen 3 Phasen eine deutlich gesteigerte Aktivität in der betroffenen Region. Bei bereits fortgeschrittenem Morbus Sudeck mit deutlichen Atrophiezeichen geht die Mehrbelegung zuerst in der Perfusions- und dann in der Blutpoolphase deutlich zurück. Die Spätphase zeigt jedoch weiterhin eine Mehrspeicherung.

Myositis ossificans. Sie zeigt in der Perfusions- und Blutpoolphase eine deutliche Mehrspeicherung im betroffenen Muskelareal. In der Spätphase kommt eine diffuse, teils fleckige Traceranreicherung als Ausdruck der Kalkablagerungen im Muskelgewebe zur Darstellung.

Histiozytosis X. Bei der Histiozytosis X zeigt sich in der Spätphase eine deutliche fokale Mehrspeicherung in Projektion auf die Läsion. Sowohl die Perfusions- als auch die Blutpoolphase können, je nach Aktivität des Tumors, unauffällig sein. Jedoch geben sie wertvolle differenzialdiagnostische Zusatzinformationen bei gleichzeitigem Verdacht auf eine entzündliche Genese der Läsion (z. B. Osteomyelitis).

Transiente Osteoporose. Sie zeigt eine meist unauffällige Perfusions- und Blutpoolphase bei diffus verminderter Speicherung der betroffenen Region in der Spätphase. Dies kommt durch die vermehrte Osteoklastenaktivität zustande.

Heterotope Ossifikation. Hier zeigt sich sowohl in der Perfusion als auch in der Blutpoolphase eine deutliche Mehrspeicherung. In der Spätphase finden sich meist fokale, im Weichteilgewebe gelegene Mehrspeicherungen, die die Kalkdepots repräsentieren.

Entzündungsszintigraphie

Eine akute Entzündung führt nach einer initialen Vasokonstriktion mit deutlich reduzierter Perfusion zu einer persistierenden Vasodilatation. Dieser verzögerte Blutfluss führt zur Immigration von weißen Blutzellen. Da den Granulozyten bei entzündlichen Prozessen und bei der Abwehr bakterieller Infektionen eine übergeordnete Rolle zukommt, ist deren Kinetik von großer klinischer Relevanz.

Radiopharmaka
- ^{67}Ga-Zitrat,
- ^{111}In-Oxin-markierte Leukozyten,

- ^{99m}Tc-markierte Granulozytenantikörper (FAB-Fragmente),
- ^{99m}Tc-HSA-Nanokolloid.

Vorbereitung des Patienten
- Ähnlich wie bei der Skelettszintigraphie,
- zusätzlich bei der Galliumszintigraphie keine Injektionen oder Infusionen mit eisenhaltigen Medikamenten. Eventuell vorherige Laxation.

Indikationen für die Durchführung einer Entzündungsszintigraphie
- Fieber und/oder Leukozytose unklarer Genese, Verdacht auf Abszess,
- akute Osteomyelitis (monostatisch oder multifokal),
- Verdacht auf bakterielle/septische Arthritis,
- Verdacht auf septische Endoprothesenlockerung.

Anreicherungsmechanismen
Die Anreicherung von Gallium im Entzündungsgebiet beruht hauptsächlich auf der Ähnlichkeit seines biokinetischen Verhaltens mit Eisen. Bei einer Entzündung werden Laktoferrin und Siderophoren produziert, die eine hohe Affinität zu Eisen besitzen. Durch diesen Mechanismus werden Gallium-Laktoferrin- und Gallium-Sioderophoren-Komplexe gebildet. Diese werden dann von den Makrophagen und Histiozyten vor Ort phagozytiert. Die markierten Leukozyten wandern direkt an den Ort der Entzündung, während die Granulozytenantikörper mit dem Blut zum Entzündungsherd transportiert werden und dort an die Granulozyten binden.

Bei Verdacht auf akute Entzündung besitzt die Granulozytenszintigraphie eine höhere Sensitivität gegenüber der Galliumszintigraphie. Sie erlaubt bei positiver Skelettszintigraphie die Differenzierung zwischen entzündlicher/septischer und aseptischer Genese (Arthritis, Endoprothesenlockerung). Generell gilt hier, dass weiße Blutzellen an nichtinfizierten Regionen nicht in größerer Zahl anzutreffen sind, auch wenn hier ein erhöhter Knochenstoffwechsel nachzuweisen ist (Abb. 35). Die einzige Ausnahme bilden Endoprothesen mit einer porösen Oberfläche bzw. einer Bisphosphonatbeschichtung; hier ist auch noch lange Zeit nach der Implantation eine Granulozytenpräsenz zu erwarten. Der genaue Mechanismus wurde bisher nicht geklärt.

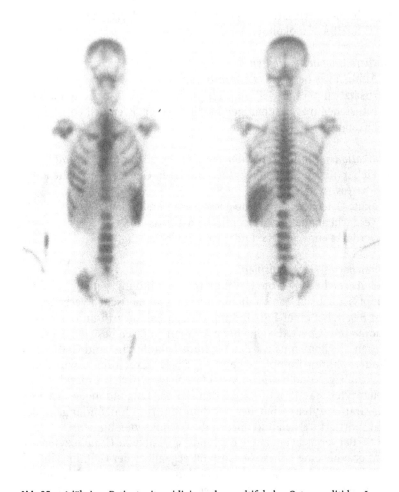

Abb. 35. 16-jähriger Patient mit rezidivierenden multifokalen Osteomyelitiden. Im Leukozytenszintigramm kein Nachweis einer floriden Osteomyeltits. Es zeigt sich eine pathologische Aktivitätsminderanreicherung im Os sacrum unter Beteiligung des linken Os ilium. Im Bereich des linken Trochanter major und Femurschaftes links sowie im distalen Humerus beidseits als Zeichen einer Knochenmarkexpansion. Fehlende Aktivitätsanreicherung im Os temporale rechts, Unterkiefer links, Brustwirbelkörper 12 und Lendenwirbelkörper $^2/_3$ rechtslateral, sowie in verschiedenen Rippen im Sinne residualer Markraumdefekte nach abgelaufener Osteomyelitis

Die Galliumszintigraphie ist die Methode der Wahl bei subakuten oder chronischen Entzündungen. Anders als bei der Entzündungsszintigraphie sind hier Ganzkörperaufnahmen 24 und 48 h nach der Injektion erforderlich. Je nach Fragestellung kann eine weitere Spätaufnahme nach 72 h notwendig werden (Abb. 36 a, b). Auch hier sind natürlich regionale Aufnahmen in SPECT-Technik möglich, um eine genauere Ortsauflösung zu gewährleisten.

Alle oben genannten Radiopharmaka reichern sich physiologischerweise im Knochenmark, in der Leber, in der Milz und im Darm an. Eine vermehrte Aktivitätsanreicherung in den übrigen Körperregionen weist auf eine Entzündung hin.

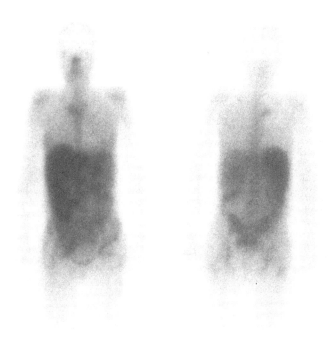

a

Abb. 36 a, b. Gleiche Patientin wie in Abb. 34. In der Galliumszintigraphie nach 3 Tagen post injectionem (**a**) und nach 4 Tagen post injectionem (**b**) zeigt sich ein entzündlicher Fokus rechts paravertebral in Höhe der oberen Brustwirbelsäule

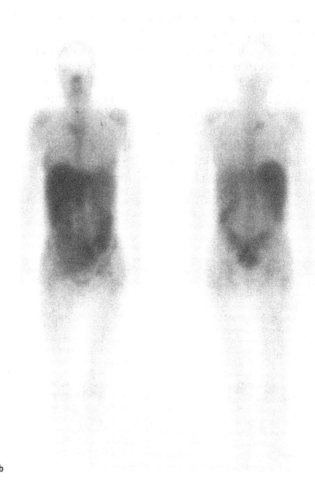

Abb. 36 b

b

Radiosynoviorthese

Die Therapie entzündlicher Gelenkprozesse, vor allem der rheumatoiden Arthritis, mit Radioisotopen wurde erstmalig 1950 durchgeführt. Das damals hauptsächlich eingesetzte Radioisotop war ^{198}Gold-Kolloid. Aufgrund guter Ergebnisse in vielen nachfolgenden Studien wurde diese Technik bis zum heutigen Tag weiterentwickelt.

Radiopharmaka

^{90}Yttrium (^{90}Y), ^{169}Erbium (^{169}Er), ^{186}Rhenium (^{186}Re), ^{198}Gold (^{198}Au), ^{153}Samarium (^{153}Sm), ^{166}Holmium (^{166}Ho).

Indikationen zur Radiosynoviorthese

- Seronegative/-positive und juvenil chronische Form der rheumatoiden Arthritis,
- Psoriasisarthritis,
- HLA-B-27-assoziierte ankylosierende Arthritis,
- Gichtarthritis,
- Osteoarthritis,
- hämophilieassoziierte Arthritis,
- pigmentierte villonodöse Synovitis.

Die oben genannten Krankheitsbilder zeichnen sich zumeist durch eine Synovitis mit proliferativer Komponente und Ergussneigung oder durch eine blande Proliferation der Synovia aus.

Die Radiosynoviorthese sollte dann zum Einsatz kommen, wenn antiinflammatorische Therapiemöglichkeiten, wie systemische und intraartikuläre Kortikoidapplikation, ausgeschöpft sind, sowie in allen Situationen, die klinisch von einzelnen oder wenigen Gelenken bestimmt sind.

Es sollte weiterhin darauf geachtet werden, dass die Radiosynovektomie in einem möglichst frühen Stadium der Erkrankung durchgeführt wird, in dem der Knorpelschaden im Gelenk minimal ist. Die besten Ergebnisse in großen Gelenken zeigen sich nach vorheriger arthroskopischer Synovektomie mit anschließender Radiosynovektomie.

Relative Kontraindikationen der Radiosynoviorthese

Mäßige Ergebnisse zeigen Arthritiden mit geringer inflammatorischer Komponente, ohne Synoviaproliferation mit erheblichen degenerativen Veränderungen des betroffenen Gelenkes.

Applikation und Aufnahmemechanismus

Das Radiopharmakon wird kolloidgebunden intraartikulär injiziert. Hier sollte besonderen Wert auf die sterile Arbeitsweise gelegt werden, da die Hauptkomplikation der Radiosynoviorthese die Sepsis des therapierten Gelenkes ist. Vor Injektion des Radiopharmakons sollte die intraartikuläre Lage der Injektionskanüle überprüft werden. Dies kann über die Aspiration von Gelenkflüssigkeit, über die Injektion von Kontrastmittel unter Bildwandlerkontrolle oder über die Injektion von Technetium-markiertem Nanokolloid und anschließender statischer Aufnahme einer Gammakamera geschehen.

Zur Therapie großer Gelenke (Knie- und Hüftgelenk) wird meist ^{90}Y-Kolloid eingesetzt. Für die mittelgroßen Gelenke, wie Schultergelenk, Ellenbogengelenk und oberes bzw. unteres Sprunggelenk, kommt überwiegend ^{186}Re zum Einsatz. Beide Substanzen emittieren hochenergetische Betastrahlung. Für kleinere Gelenke, wie Finger- und Zehengelenke wird eine niederenergetische Betastrahlung benötigt, wie sie von ^{169}Er emittiert wird.

Das intraartikulär injizierte Radiopharmakon wird von den oberflächlichen Synoviazellen phagozytiert und im retikuloendothelialen System (RES) gestapelt, sodass die emittierte Betaenergie bis zu einer Tiefe von einigen Millimetern, je nach Isotop, zu einer hohen Ortsdosis führt. Eine gleichzeitige intraartikuläre Injektion eines langwirksamen Kortikoids (Triamcinolon) reduziert die entzündliche Begleitreaktion und verbessert die Retention des Radiopharmakons in den Synoviazellen. Das Gelenk sollte posttherapeutisch für mindestens 24 h immobilisiert werden, um die Retention im Gelenk zu verbessern und den lymphatischen Abstrom zu minimieren.

Ergebnisse

Bei ca. 70–80 % der Patientin führt die Radiosynoviorthese innerhalb von 3–6 Monaten zu einer deutlichen Verbesserung der Schmerzsymptomatik und zu einem Rückgang der entzündlichen bzw. exsudativen Reaktion. Hat sich nach 6 Monaten keine Besserung der Beschwerdesymptomatik gezeigt, sollte eine wiederholte Radiosynovektomie erwogen werden.

Positronenemissionstomographie

Die PET hat sich seit ihrer Einführung 1975 als Hauptbestandteil in der bildgebenden Diagnostik vieler onkologischer Erkrankungen etabliert. Der Einsatz bei entzündlichen Prozessen, Implantatlockerungen und primären Knochentumoren ist derzeit Gegenstand vieler wissenschaftlicher Studien.

Zum Einsatz kommen zyklotronproduzierte Radiotracer mit unterschiedlich langen Halbwertzeiten, wovon das am häufigsten verwendete ^{18}F eine Halbwertzeit von 110 min besitzt. Andere Positronenemitter haben eine weit kürzere Halbwertzeit und stehen damit nur in unmittelbarer Umgebung eines Zyklotrons zu diagnostischen Zwecken zur Verfügung.

Einsatz der PET für orthopädische Fragestellungen

- Akute und vor allem chronische Osteomyelitis,
- Spondylodiszitiden,
- Staging und Therapiemonitoring primärer Knochentumoren,
- Staging und Therapiemonitoring bei ossären Metastasen,
- entzündliche Weichteilprozesse,
- CUP-(„cancer of unknown primary"-)Syndrom.

Vorteile der PET
Das hauptsächlich verwendete Radiopharmakon ist ein ^{18}F-markiertes Glukoseanalogon (^{18}F-Desoxyglukose, FDG), welches den Zuckerstoffwechsel der Zellen darstellt.

Bei entzündlichen Prozessen kommt es aufgrund der erhöhten Aktivität von Makrophagen, Leukozyten und Granulozyten zu einem erhöhten Glukosebedarf dieser Zellen und somit zu einer lokalen Anreicherung des ^{18}F-markierten Glukoseanalogons.

Im Vergleich zur Skelettszintigraphie erlaubt der FDG-Scan eine gleichzeitige Beurteilung von Weichteil- und Knochengewebe und somit eine Unterscheidung zwischen einer reinen Weichteilkomponente und einer Knochenbeteiligung. Des Weiteren zeigen neuere Studien, dass die PET gerade bei chronisch entzündlichen Prozessen mit geringer Aktivität diagnostische Vorteile gegenüber der Skelettszintigraphie aufweist. Hier ist der Knochenstoffwechsel meist nur gering aktiviert, während die glykolytische Aktivität lokal weiterhin deutlich nachweisbar ist.

Die hohe örtliche Auflösung der PET erlaubt eine Differenzierung einzelner morphologischer Strukturen mit wesentlich höherer Genauigkeit. Jedoch sei hier auch angemerkt, dass die PET als metabolisches Verfahren mit einer Bildgebung durch MRT oder CT bezüglich der örtlichen Auflösung nicht konkurrieren kann.

Ein Vorteil der PET gegenüber diesen Verfahren stellt jedoch die Weichteilbeurteilung bzw. die Beurteilung der periprothetischen Region bei nicht titanbeschichteten Implantaten dar. Diese ist aufgrund der Generierung von Metallartefakten durch das Implantat in der MRT bzw. CT nur schwer beurteilbar.

Das Staging und Therapiemonitoring ossärer Tumoren (Metastasen oder Primarii) gehört zu den Haupteinsatzgebieten der FDG-PET. Durch die Ganzkörpertechnik kann sowohl die lokale Ausbreitung des Primarius und eine regionäre Metastasierung als auch eine eventuelle Fernmetastasierung dargestellt werden. Auch weist die PET eine hohe Sensitivität bei osteolytischen Metastasen auf. Sie kann damit wertvolle Zusatzinformationen zur Skelettszintigraphie geben.

Liegen Metastasen eines unbekannten Primarius vor (so genanntes CUP-Syndrom, „cancer of unknown primary") kann mittels FDG-PET in Ganzkörpertechnik nach diesem gesucht werden. Das Verfahren erlaubt zusätzlich über die Quantifizierung des Glukose-Uptakes eine Aussage über den Erfolg oder Misserfolg eines Behandlungsregimes. Hierdurch können Non-Responder bei bestimmten chemotherapeutischen Ansätzen früh erkannt und eine eventuelle Anpassung des Regimes vorgenommen werden.

Neuere Studien zeigen, dass die Darstellung des Knochenstoffwechsels mittels ^{18}F-Fluorid bei bestimmten Fragestellungen (Therapiemonitoring und Grading ossärer Tumoren) aufgrund der besseren räumlichen Auflösung in der Tomographie Vorteile gegenüber der Skelettszintigraphie besitzt. Hier existieren jedoch noch keine ausreichenden Daten, um eine definitive Empfehlung geben zu können.

D. von Mallek, A. Schomburg, M. Reinhardt

Lungenperfusionsszintigraphie

Indikationen

Bei bestehendem klinischen Verdacht auf das Vorliegen einer akuten Lungenembolie ist zu deren Nachweis oder Ausschluss die szintigraphische Darstellung der pulmonalen Durchblutung indiziert. Die Lungenperfusionssintigraphie erfolgt in der Regel bei dieser Fragestellung in Kombination mit einer Lungenventilationsszintigraphie (Abb. 37 a–d).

Das Verfahren wird auch zur Dokumentation kleiner embolischer Ereignisse im Vorfeld einer möglicherweise fulminanten Embolie eingesetzt. Während die angiografische Diagnostik unter Verwendung der CT oder der MRT vorwiegend zentrale Embolien darzustellen vermag, gelingt mit der Szintigraphie auch der Nachweis peripherer Perfusionsausfälle.

Eine weitere wichtige Indikation zur Lungenperfusionsszintigraphie besteht vor geplanten thoraxchirurgischen Eingriffen. In diesem Zusammenhang werden semiquantitativ die seitengetrennten Perfusionsanteile der Lungenober-, -mittel- und -unterfelder bestimmt. Darüber hinaus kann ein bestehender Rechts-links-Shunt quantifiziert werden.

Anreicherungsmechanismus

Als Radiopharmakon werden ^{99m}Tc-markierte makroaggregierte 15–40 µm messende Albuminpartikel (^{99m}Tc-MAA, Aktivität bei Erwachsenen 40–150 MBq) eingesetzt. Die radioaktiven Partikel (bei Erwachsenen etwa 200 000–700 000) verteilen sich entsprechend der regionalen Perfusion des kleinen Blutkreislaufs und führen zu einer klinisch nicht relevanten passageren Mikroemboli-

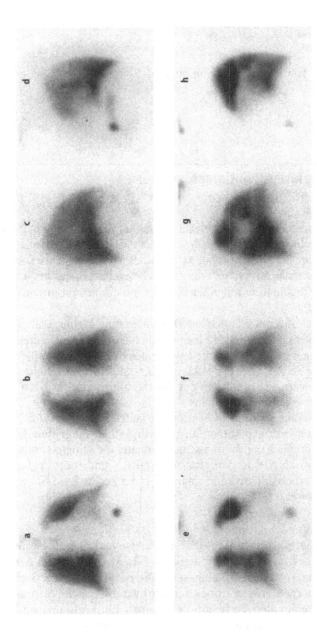

Abb. 37 a–h. Befund bei akuter Lungenembolie. **a–d** Lungenventilationsuntersuchung, **e–h** Lungenperfusionsuntersuchung. (Projektionen: **a, e** anterior; **b, f** posterior; **c, g** rechtslateral; **d, h** linkslateral)

sation etwa jeder zehntausendsten Arteriole. Die Albuminaggregate werden durch enzymatische Proteolyse mit einer biologischen Halbwertzeit von etwa $1\,^1/_2 - 3$ h abgebaut.

Bei der Untersuchung eines Rechts-links-Shunts gelangen Anteile des Radiopharmakons, die nicht in den Lungenkapillaren fixiert werden, in den großen Blutkreislauf, und es bilden sich quantifizierbare Perfusionsanteile in den Nieren und im Gehirn ab.

Als Vorsichtsmaßnahme sollte bei Rechts-links-Shunt, bei pulmonaler Hypertonie und bei Kindern sowie Jugendlichen eine Reduzierung der Anzahl der Albuminpartikel erwogen werden.

Patientenvorbereitung und Untersuchungsablauf
Spezielle Vorbereitungen des Patienten für die Untersuchung sind nicht notwendig. Der Patient sollte jedoch so mobil sein, dass eine Umlagerung auf den Untersuchungstisch möglich ist. Die Untersuchung wird beim liegenden Patienten vorgenommen. Vor der peripheren i. v.-Injektion des Radiopharmakons wird der Patient aufgefordert zu husten und mehrmals (3- bis 5-mal) tief durchzuatmen.

Unmittelbar nach der Injektion werden planare Szintigramme in 6 oder 8 Standardprojektionen aufgezeichnet. Die Untersuchungsdauer beträgt für die Perfusionsszintigraphie etwa 30 min. Wird zusätzlich eine Ventilationsszintigraphie angefertigt, so dauert die gesamte Untersuchung etwa 60 min.

Ergänzend zu den planaren Szintigrammen ist auch die Anfertigung von SPECT-Aufnahmen (Schichtaufnahmen) möglich und im Einzelfall hilfreich, um insbesondere zentrale kleinere Perfusionsminderungen zuverlässiger nachweisen oder ausschließen zu können. Bei Verwendung einer Dreikopfkamera kann dies auch mit einem Zeitvorteil verbunden sein.

Es sollte auch eine aktuelle Röntgenthoraxaufnahme vorliegen oder ergänzend angefertigt werden, um entsprechende Befunde wie Ergüsse, Raumforderungen oder Atelektasen bei der Befundung der Szintigraphie berücksichtigen zu können.

Lungenventilationsszintigraphie

Indikationen

Die Indikation zur Lugenventilationszintigraphie besteht insbesondere in Kombination mit einer Lungenperfusionsszintigraphie zum Nachweis oder Ausschluss einer Lungenembolie (Abb. 37 e – h). Ein diskordanter („mismatched") Befund mit aufgehobener Perfusion beispielsweise eines oder mehrerer Lungensegmente bei gleichzeitig erhaltener Ventilation gestattet die Diagnose einer akuten Lungenarterienembolie. Unter Hinzuziehung der modifizierten PIOPED-Kriterien kann auch bei nichtsegmentalen Befunden die Wahrscheinlichkeit des Vorliegens einer Lungenembolie abgeschätzt werden.

Die Lungenventilationsszintigraphie wird ferner zur postoperativen Untersuchung der Belüftungsverhältnisse bei klinischem Verdacht auf das Vorliegen einer Bronchusstumpfinsuffizienz durchgeführt. Auch eine quantitative Beurteilung der mukoziliaren Clearance ist möglich.

Anreicherungsmechanismus

Als Radiopharmakon wird ^{99m}Tc-markiertes Aerosol (^{99m}Tc-DTPA, Aktivität bei Erwachsenen 20 – 40 MBq) verwendet. Bei Inhalation verteilt sich das Radioaerosol (mittlerer aerodynamischer Partikeldurchmesser 0,45 µm, maximaler Durchmesser 2 µm) nach wenigen Atemzügen in Abhängigkeit der regionalen Belüftung in den Lungen und wird im Alveolarraum deponiert. Das Radioaerosol wird mit Hilfe eines Pressluft- oder Ultraschallverneblers erzeugt.

Patientenvorbereitung und Untersuchungsablauf

Auch bei der Lungenventilationsszintigraphie sind spezielle Vorbereitungen des Patienten für die Untersuchung nicht erforderlich. Die Durchführung der Untersuchung ist jedoch bei mangelnder Kooperation des Patienten nicht möglich, da eine koordinierte Inhalation und kontrollierte Exhalation notwendig sind. Im Falle der kombinierten Ventilations-/Perfusionsszintigraphie muss die Ventilationsuntersuchung zuerst erfolgen, und beide Untersuchungen sollen in derselben Lagerung des Patienten durchgeführt werden. Die Applikation des Radioaerosols erfolgt über ein Mundstück bei verschlos-

sener Nase während der Patient aufgefordert wird, tief durchzuatmen. Nach abgeschlossener Inhalation werden planare Szintigramme in 6 oder 8 Standardprojektionen korrespondierend zu den
Perfusionsszintigrammen angefertigt.

Es können bei kombinierter Ventilations-/Perfusionsszinti-
graphie auch SPECT-Aufnahmen angefertigt werden. Bei klinischem Verdacht auf eine Lungenembolie ist dieses Vorgehen mit
dem Nachweis einer höheren Anzahl entsprechender kleinerer
Befunde bei gesteigerter diagnostischer Genauigkeit verbunden.
Eine Beurteilung der Aufnahmen ist unmittelbar möglich.

Milchscan

Indikationen
Bei rezidivierenden Infektionen im Bereich der oberen Atemwege
besteht klinisch gelegentlich der Verdacht auf einen das physiologische Maß überschreitenden gastroäsophagealen Reflux, einher-
gehend mit einer pulmonalen Aspiration des Mageninhalts. Zur
Abklärung dieses Sachverhalts kann der nichtinvasive Milchscan
insbesondere im Säuglingsalter in Betracht gezogen werden.

Anreicherungsmechanismus
In einer Trinkflasche wird der Milch ^{99m}Tc-markiertes Kolloid zuge-
geben und homogen vermischt. Liegt ein gastroösophagealer Reflux
oder eine pulmonale Aspiration vor, so wird nach abgeschlossenem
ösophagogastralem Transport der Radiotracer außerhalb des Magens nachgewiesen.

Patientenvorbereitung und Untersuchungsablauf
Das Kind sollte kooperativ sein und zur Untersuchung von den
Eltern oder dem Kinderarzt begleitet werden. Die Untersuchung
wird im Sichtfeld der Gammakamera durchgeführt und beginnt
mit dem Trinken der markierten Milch (Trinkflasche mit Mundstück). Bei Nachweis eines sicher pathologischen Befundes ist
die Untersuchung nach etwa 45 min abgeschlossen. In Zweifelsfällen sind ergänzende Spätaufnahmen nach etwa 4–6 h erforderlich.

Szintigraphie der pleuralen Körperhöhlen

Indikationen
Die Indikation zur Szintigraphie der Pleurahöhle besteht insbesondere bei therapieresistenten sowie rezidivierenden Pleuraergüssen vor einer geplanten Radionuklidpleurodese, um die homogene Verteilung des Radiopharmakons zu überprüfen. Darüber hinaus kann zur Beurteilung pleuroperitonealer Fisteln oder Shuntanlagen eine szintigraphische Darstellung des Pleuraraums erfolgen.

Anreicherungsmechanismus
Als Radiopharmakon können ^{99m}Tc-markierte Testtracer (z. B. Kolloide) verwendet werden. Die Applikation kleiner Volumina des Radiotracers erfolgt intrapleural. Seine Verteilung sowie Ausdehnung markiert den zugänglichen Pleuraraum.

Patientenvorbereitung und Untersuchungsablauf
Zunächst erfolgt eine Pleurapunktion und die Injektion des Radiopharmakons. Die Verteilung des Radiotracers in der Pleurahöhle wird durch Umlagern und Variation der Körperlage des Patienten gefördert. Es werden mehrere planare Szintigrammme in unterschiedlichen Projektionen angefertigt. Die Untersuchung dauert etwa 60 min, und die Aufnahmen können unmittelbar beurteilt werden.

Tumor- und Entzündungsszintigraphie

Indikationen
Zur initialen Dignitätsbeurteilung malignitätssuspekter Befunde des Mediastinums oder intrapulmonaler Herde, zum Staging und zur Therapieverlaufskontrolle stehen eine Vielzahl nuklearmedizinischer Untersuchungsmethoden zur Verfügung. Hier sind insbesondere die FDG-PET, die Somatostatinrezeptorszintigraphie (SRS), Gallium-, Radiojod- sowie Skelett- und Knochenmarkszintigraphie zu nennen.

D. von Mallek, A. Schomburg, M. Reinhardt

Anreicherungsmechanismus

Bei der Tumor- und Entzündungsszintigraphie erfolgt die spezifische Anreicherung des jeweiligen Radiopharmakons in Abhängigkeit der metabolisch-glykolytischen Aktivität (FDG-PET), in Abhängigkeit der zellulären Dichte von Somatostatinrezeptoren (SRS) oder Transferrinrezeptoren (Galliumszintigraphie), entsprechend der zellulären Jodaufnahme (Jodszintigraphie), durch Chemiesorption Technetium-markierter Phosphonatkomplexe an das Hydroxylapatit des Knochens (Skelettszintigraphie) oder durch eine Antigen-Antikörper-Reaktion Technetium-markierter monoklonaler Antikörper gegen Antigene auf Leukozytenvorstufen als Zeichen von Granulozytenakkumulationen bei Entzündungen (Entzündungsszintigraphie) oder bei granulozytopoetisch aktivem Knochenmark (Knochenmarkszintigraphie).

Patientenvorbereitung und Untersuchungsablauf

Eine Nahrungskarenz vor der Untersuchung ist lediglich bei der FDG-PET erforderlich. Die entsprechenden Modalitäten der übrigen Untersuchungsmethoden sind in den jeweiligen Kapiteln detailliert dargestellt.

E. Klemm

Hirndurchblutung

Methodik

Mit ^{99m}-Tc-HMPAO und neuerdings auch ^{99m}Tc-ECD stehen 2 Radiopharmaka zur Verfügung, die die Darstellung der Hirndurchblutung
nach tomographischer Rekonstruktion ermöglichen (SPECT). Nach
i. v.-Injektion wird der größere Teil des lipophilen Komplexes vom
Hirngewebe extrahiert und zerfällt sogleich in hydrophile Komplexe, die die Blut-Hirn-Schranke kaum noch passieren können und
deshalb im Gehirn retiniert werden. Die SPECT-Aufnahmen können
aufgrund dieser besonderen Tracereigenschaften noch mehrere
Stunden nach Applikation des Radiopharmakons angefertigt werden. Um Befundverfälschungen zu vermeiden, sollte der Patient bei
der Injektion entspannt sein und möglichst liegen (mit offenen oder
geschlossenen Augen); im Raum sollte gedämpftes Licht und ein
nicht zu hoher Hintergrundgeräuschpegel herrschen. Bei speziellen
Fragestellungen ist eine semiquantitative Auswertung mit Hilfe von
ROI („Regions of interest") möglich.

Indikationen

Neben CT und MRT und neuropsychologischen Untersuchungs-
verfahren hat die Hirndurchblutungs-SPECT einen wichtigen Stel-
lenwert in der Differenzialdiagnose: dementive Erkrankungen –
depressive Syndrome mit dominierenden kognitiven Einbußen
(so genannte „depressive Pseudodemenz"). Pathognomonischer
SPECT-Befund bei der Alzheimer-Demenz ist eine annähernd symmetrische Minderdurchblutung (temporo-)parietookzipital, die
allerdings in frühen Krankheitsstadien nicht voll ausgeprägt zu sein
braucht (Abb. 38 a, b). Es kann also ein asymmetrischer Befall nur

Abb. 38 a, b. Hirn-SPECT (^{99m}Tc-HMPAO) eines Patienten mit Alzheimer-Demenz. **a** Der Transversalschnitt in kanthomeataler Orientierung zeigt eine ausgeprägte und symmetrische Minderperfusion parietookzipital. Die Frontallappen sind nicht betroffen. Auf dem transaxialen Schnitt durch die Längsebene des Temporallappens (**b**) zeigt sich eine Minderdurchblutung, die auch beide Temporallappen erfasst

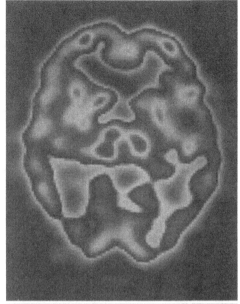

a

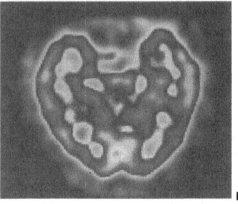

b

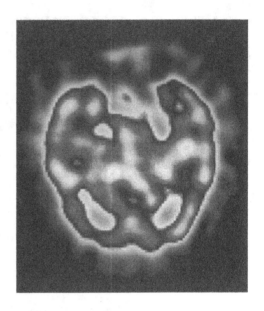

Abb. 39. Die mit ^{99m}Tc-HMPAO als Radiopharmakon aufgenommene Hirn-SPECT einer depressiven Patientin (Transversalschnitt durch den Temporallappen) zeigt eine Hypoperfusion temporomesial links und temporo-okzipital rechts

eines Teils der genannten Hirnregionen vorliegen. Im Gegensatz dazu ist bei Endogener Depression und Major Depression häufig eine Minderdurchblutung frontal oder temporal zu beobachten, wobei häufiger die linke als die rechte Seite betroffen ist (Abb. 39).

Patienten mit einer Schizophrenie oder einer schizoaffektiven Psychose zeigen ähnliche Befundkonstellationen wie Patienten mit einem depressiven Syndrom (Abb. 40). Hier kann die Hirndurchblutungs-SPECT zur Dokumentation von Perfusionsänderungen bei Besserung des klinischen Befundes und unter Therapie mit Psychopharmaka eingesetzt werden. Ähnliches gilt für Zwangserkrankungen und Panikstörungen (Angstneurosen).

Bei Patienten mit einer organischen Psychose, z.B. bei HIV-Seropositivität, liegt das Einsatzgebiet der Hirndurchblutungs-SPECT im Nachweis einer hirnorganischen Beteiligung neben Liquor-, computer- und MR-tomographischer Diagnostik.

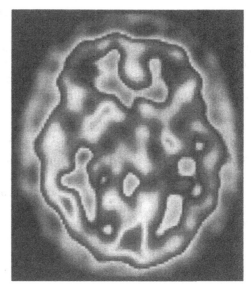

Abb. 40. Bei einem Patienten mit einer Psychose aus dem schizophrenen Formenkreis zeigt die Durchblutungs-SPECT des Gehirns (Transversalschnitt) eine Hypoperfusion der Frontalregion beidseits und temporal links

Rezeptordarstellung

Methoden und Indikationen

Eine Darstellung von Dopamin-D$_2$-Rezeptoren innerhalb des Striatums ist mit dem Raclopridderivat Iodobenzamid (IBZM), markiert mit dem Isotop ^{123}I, möglich. Dopaminrezeptoren spielen bei einer Vielzahl von neuropsychiatrischen Erkrankungen eine Rolle, besonders bei Psychosen aus dem schizophrenen Formenkreis und dem Parkinson-Syndrom. Die Möglichkeit der Bildgebung beruht auf der hohen Affinität des Tracers zu den striatalen Dopamin-D$_2$-Rezeptoren. Bei Patienten unter Neuroleptikatherapie kommt es zu einer Kompetition zwischen dem Iodobenzamid, einem Analogon der Benzamidklasse der Neuroleptika, und dem applizierten Neuroleptikum. Die Methode ist deshalb zur Untersuchung des striatalen Dopamin-D$_2$-Rezeptorstatus und seiner Veränderungen unter Neuroleptika- oder Anti-Parkinson-Therapie geeignet.

Analog ermöglicht ^{123}I-Iomazenil eine Darstellung von Benzodiazepinrezeptoren, vorwiegend bei Patienten mit Epilepsien und Angsterkrankungen. Bei beiden Substanzen wird die Akquisition am günstigsten 90 min nach i.v.-Injektion des Tracers begonnen. Beide Methoden haben noch keinen festen Platz in der klinischen Routinediagnostik und finden für wissenschaftliche Fragestellungen Verwendung.

Neuerdings ist ein weiteres Radiopharmakon auf dem Markt, als dessen Einsatzgebiet sich vor allem die Differenzialdiagnose von essenziellem Tremor und Parkinson-Syndrom abzeichnet. Das Kokainderivat ^{123}I-Ioflupan (FP-CIT) bindet an Dopamintransportproteine, deren Synthese in den dopaminergen Neurone stattfindet. Beim Parkinson-Syndrom kommt es im Laufe der Zeit zu einem immer stärkeren Verlust an dopaminergen Neuronen im Striatum, der auf diese Weise durch Bildgebung darstellbar ist. Allerdings bindet Ioflupan auch an Proteine des Serotonintransports. Die Akquisition wird etwa 3 h post injectionem begonnen.

U. Berner

Nierenfunktionsszintigraphie

^{99m}Tc-MAG$_3$-Funktionsszintigraphie mit Clearancebestimmung

Indikationen

- Harnabflussstörungen,
- Nierenfunktion vor und im Verlauf einer Chemotherapie mit potenziell nephrotoxischen Substanzen,
- seitengetrennte Nierenfunktion vor Operation bei Nierentumor oder vor Radiatio in der Region einer Niere,
- Funktionsprüfung nach Nierentransplantation,
- Hypertonus mit Verdacht auf Nierenarterienstenose,
- Ren mobilis,
- Trauma der Nieren und/oder ableitenden Harnwege,
- Nierenfehlbildungen.

Funktionsprinzip, Pharmakologie und Physiologie

- ^{99m}Tc-MAG3 (Mercaptoacetyltriglycin) wird aufgrund seiner hohen Plasmaeiweißbindung kaum filtriert, sondern zu 98 % von der Tubuluszelle aktiv aus dem Blut extrahiert und in das Tubuluslumen sezerniert.
- Nach i. v.-Applikation des Radiotracers erlauben die Sequenzszintigraphie und die aus „regions of interest" (ROI) über beiden Nieren erstellten Zeit-Aktivitäts-Kurven die Beurteilung von Anflutung (= Durchblutung) und Verteilung des Tracers in beiden Nieren sowie des Transits durch Nierenparenchym und harnableitendes System (Abb. 41, 42).

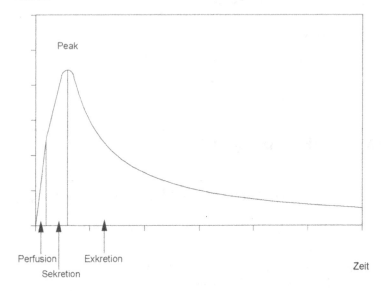

Aktivität

Peak

Perfusion

Sekretion

Exkretion

Zeit

Abb. 41. Schema einer Zeit-Aktivitäts-Kurve mit Perfusions-, Sekretions- und Exkretionsphase

- In der initialen Untersuchungsphase, bevor der Radiotracer das Nierenbecken erreicht, lässt sich aus der Aktivität über einer Niere relativ zur Gegenseite der Anteil an der Sekrektionsleistung errechnen.
- Die Gesamtclearance (das virtuelle Plasmavolumen, aus dem pro Zeiteinheit eine Substanz vollständig entfernt wurde) lässt sich nach Tracerinjektion durch Messung von Plasmaproben mit Hilfe empirischer Formeln unabhängig von Kameraaufnahmen und Zeit-Aktivitäts-Kurven errechnen.

Technik
- 30 min vor Untersuchungsbeginn 10 ml Flüssigkeit/kg KG per os,
- vor der Untersuchung Blasenentleerung,
- Aktivität: 70 – 140 MBq ^{99m}Tc-MAG3,
- unmittelbar nach i.v.-Injektion Beginn mit planaren Sequenzaufnahmen der Nierenregion von dorsal im Liegen, Dauer 20 – 30 min,

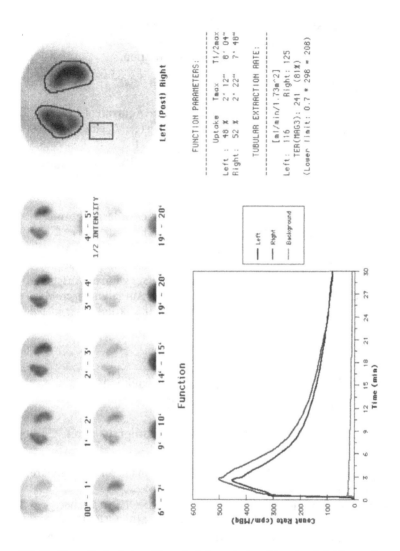

Abb. 42. Normalbefund einer Nierenfunktionsszintigraphie mit zeitgleicher und größenentsprechender Kontrastierung beider Nieren, zeitgerechtem raschen Übertritt des Radiotracers in das Nierenbecken und verzögerungsfreier Entleerung des oberen Harntraktes beidseits

- 2-malige Abnahme von Venenblut über einen separaten Zugang zwischen der 20. und 50. Minute post injectionem,
- abschließend statische Aufnahme nach Miktion.

Nebenwirkungen

- Strahlenexposition mit einer effektiven Äquivalentdosis von ca. 0,4 mSv für Nierengesunde sehr niedrig (ca. $\frac{1}{10}$ eines i. v.-Urogramms),
- Nebenwirkungen von MAG3 sind nicht bekannt.

Bemerkungen

- Transplantat- oder einzelne Beckennieren erfordern die Anfertigung der Sequenzszintigramme von ventral,
- bei Verdacht auf Harnabflussstörung infolge Ren mobilis vergleichende Durchführung der Untersuchung im Sitzen und Liegen,
- zur Abklärung eines vesikoureteralen Refluxes kann im Anschluss an die Untersuchung statt einer statischen Aufnahme nach Miktion eine Aufnahmesequenz im Sitzen unter Miktion erfolgen, bei Kleinkindern ggf. Kompression von außen.

[131]I-Orthojodhippuran(OIH)- und ^{123}I-OIH-Funktionsszintigraphie mit Clearancebestimmung

Unterschiede im Vergleich zur Funktionsszintigraphie mit ^{99m}Tc-MAG3:

- keine Plasmaeiweißbindung, daher Filtration (20 %) und tubuläre Sekretion (80 %),
- höhere Clearance, MAG3-Clearance = 0,67 × OIH-Clearance,
- Aktivität: 12 – 20 MBq ^{131}I-OIH oder 20 – 40 MBq ^{123}I-OIH,
- bei Verwendung von ^{131}I-OIH deutlich schlechtere Abbildungseigenschaften.

99mTc-DTPA-Funktionsszintigraphie mit Clearancebestimmung

Unterschiede im Vergleich zur Funktionsszintigraphie mit 99mTc-MAG3:

- wird ausschließlich filtriert, daher deutlich niedrigere Clearance, entsprechend der glomerulären Filtrationsrate,
- durch geringere Anreicherung im Nierenparenchym schlechtere Abbildungseigenschaften,
- Aktivität: 370–740 MBq 99mTc-DTPA (Diäthylentriaminpenta-acetat),
- eingeschränkte Verwendbarkeit bei verminderter Nierenfunktion.

Spezielle Variationen der Funktionsszintigraphie mit Clearancebestimmung

Furosemidbelastung

Indikation
Harnabflussstörungen.

Funktionsprinzip

- Der typische Befund einer relevanten Harnabflussstörung ist durch einen Anstieg der Zeit-Aktivitäts-Kurve über die gesamte Dauer der Aufnahmesequenz und korrespondierender Zunahme der Aktivität im Nierenbecken charakterisiert.
- Diagnostische Probleme können sich ergeben, wenn z. B. angeboren oder postobstruktiv eine deutliche Erweiterung des Nierenhohlraumsystems ohne Stenosierung vorliegt.
- In diesen Fällen ist der Harnfluss relativ zum Volumen des Nierenbeckenkelchsystems zu niedrig, um innerhalb des Untersuchungszeitraumes einen Übertritt aktiven Urins in Ureter und/oder Harnblase zu erreichen, und Funktionskurve und Sequenzszintigramme imitieren eine Obstruktion.
- Durch Gabe von Furosemid i.v. wird der Harnfluss kurzfristig deutlich erhöht.

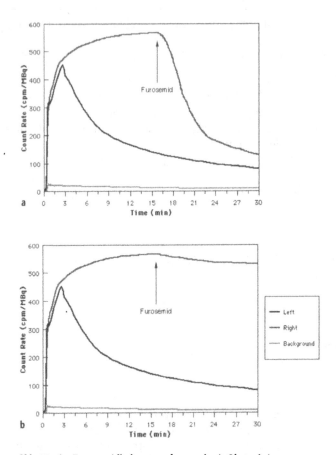

Abb. 43 a, b. Furosemidbelastung ohne und mit Obstruktion

- Falls keine relevante Harnabflussstörung vorliegt, erfolgt nach Furosemid eine rasche Auswaschung der Aktivität aus dem Nierenbeckenkelchsystem.

Technik

- Während oder im Anschluss an die Funktionsszintigraphie Furosemid 0,5 mg/kg KG i. v.,

- Anfertigung von Sequenzszintigrammen für weitere 10 – 15 min,
- Erstellung von Zeit-Aktivitäts-Kurven aus ROI über beiden Nierenbeckenkelchsystemen, ggf. auch über den Ureteren,
- bei Abfall der Kurven > 50 % in 15 min (> 40 % in 10 min) liegt keine Obstruktion vor (Abb. 43 a, b).

Captopril-Szintigraphie

Indikation
Verdacht auf renovaskulären Hypertonus

Funktionsprinzip

- ACE-Hemmer wie Captopril hemmen die Bildung von Angiotensin II, das im Falle einer flussrelevanten Nierenarterienstenose eine Kontraktion der efferenten Arteriole des Glomerulus und damit eine ausreichende Filtrationsrate gewährleistet.
- Unter ACE-Hemmer-Wirkung erfolgt eine Dekompensation einer zuvor durch Angiotensin II kompensierten Nierenarterienstenose mit Erniedrigung der Filtrationsrate, damit verminderter Primärharnbildung und resultierender Tracerretention im Nierenparenchym (Abb. 44 a – c, 45 a, b),
- Limitationen: eingeschränkte Nierenfunktion, Segmentarterienstenosen, Schrumpfniere.

Technik

- Patienten müssen im Gegensatz zur normalen Funktionsszintigraphie der Nieren nüchtern sein,
- Blutdruckmedikamente sollten am Untersuchungstag vor Beginn der Untersuchung nach Möglichkeit nicht eingenommen werden,
- eine Stunde vor Untersuchungsbeginn Legen einer großlumigen Venüle und anschließend Gabe von 25 mg Captopril per os *nur* bei einem systolischen Blutdruck von mindestens 140 mmHg,
- bei ACE-Hemmer-Dauermedikation eine Stunde vor Untersuchungsbeginn gewohnte ACE-Hemmer einnehmen,
- regelmäßige RR-Kontrollen,
- bei hypotoner Krise rasch 500 ml NaCl 0,9 % i. v.,

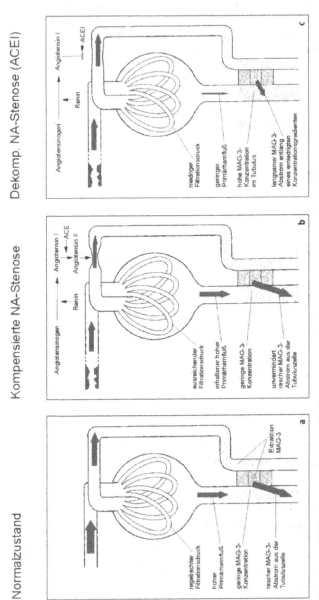

Abb. 44 a–c. Wirkungsprinzip von ACE-Hemmern bei Nierenarterienstenose. a Normalzustand, b kompensierte Nierenarterienstenose, c dekompensierte Nierenarterienstenose (ACEI)

Normalzustand

Kompensierte NA-Stenose

Dekomp. NA-Stenose (ACEI)

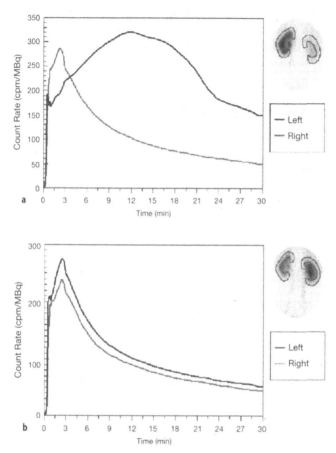

Abb. 45 a, b. Flussrelevante Nierenarterienstenose links vor und nach Dilatation

- Erstellen von zusätzlichen Zeit-Aktivitäts-Kurven aus ROI nur über dem Nierenparenchym unter Aussparung des Nierenbecken-kelchsystems (Parenchymauswertung),
- flussrelevante Nierenarterienstenosen bewirken unter ACE-Hemmer-Wirkung anhand der Parenchymauswertung eine Ver-schiebung des Aktivitätspeaks gegenüber der gesunden Seite um mindestens 2 min (vgl. Abb. 45 a, b),

- weniger spezifische quantitative Kriterien: $T_{max} > 6$ min (MAG3), $T_{max} > 10$ oder < 2 min (DTPA), 20-min-Wert/Maximum $> 0,3$ (MAG3), Uptake-Differenz $> 10\%$ (DTPA), Änderung der parenchymalen Transitzeit $> 20\%$.

Nierentransplantatszintigraphie

Indikationen (Abb. 46 a, b)

- Perfusionskontrolle des Nierentransplantats nach Operation,
- Verlaufskontrolle der Transplantatfunktion zur optimalen Einstellung der erforderlichen immunsuppressiven Medikation.

Funktionsprinzip
Wie normale Funktionsszintigraphie.

Technik

- Sequenzszintigramme von ventral,
- bei Verdacht auf Ureterleckage Blasenkatheter ggf. abklemmen; evtl. SPECT.

Statische Nierenszintigraphie mit ^{99}mTc-DMSA (Dimercaptosuccinat)

Indikationen

- Pyelonephritis (Abb. 47 a, b),
- Bestimmung der seitengetrennten Funktionsanteile insbesondere bei schlechter Nierenfunktion,
- Verdacht auf Niereninfarkte,
- Bestimmung des Funktionsanteils der Parenchymbrücke bei Hufeisenniere.

2 Tage post-OP

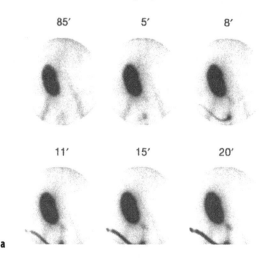

85'   5'   8'

11'   15'   20'

a

8 Tage post-OP

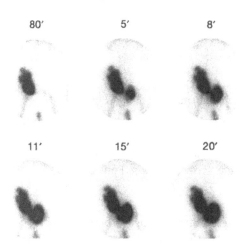

80'   5'   8'

11'   15'   20'

b

Abb. 46 a, b. Transplantatniere im kleinen Becken rechts: multiple, zwischen dem (a) 2. und (b) 8. Tag postoperativ neu aufgetretene Infarkte am Oberpol

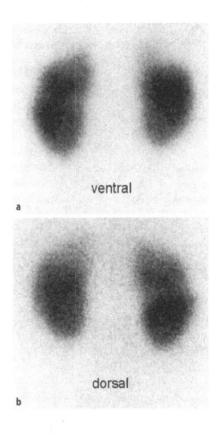

Abb. 47 a, b. DMSA-Szintigraphie: Multiple keilförmige Anreicherungsdefekte beidseits bei Pyelonephritis. **a** Ventral, **b** dorsal

ventral

dorsal

Funktionsprinzip, Pharmakologie und Physiologie

- ^{99m}Tc-DMSA wird nach i.v.-Injektion vorwiegend tubulär gestapelt,
- die Aktivitätsanreicherung in der Niere hängt von der Nierendurchblutung und der tubulären Funktion ab.

Technik

- Keine besondere Untersuchungsvorbereitung nötig,
- 4 h nach i.v.-Injektion des Radiotracers planare Aufnahmen der Nieren an der Gammakamera von ventral und dorsal sowie ggf. SPECT.

SACHVERZEICHNIS

Printed in the United States
By Bookmasters